JN198543

ギックリ腰の駆け込み寺
鍼林浴 院長
笠原 章弘

背骨を10秒動かせば腰痛はよくなる!

腰痛に効く
7つの
エクササイズと
特効ツボ

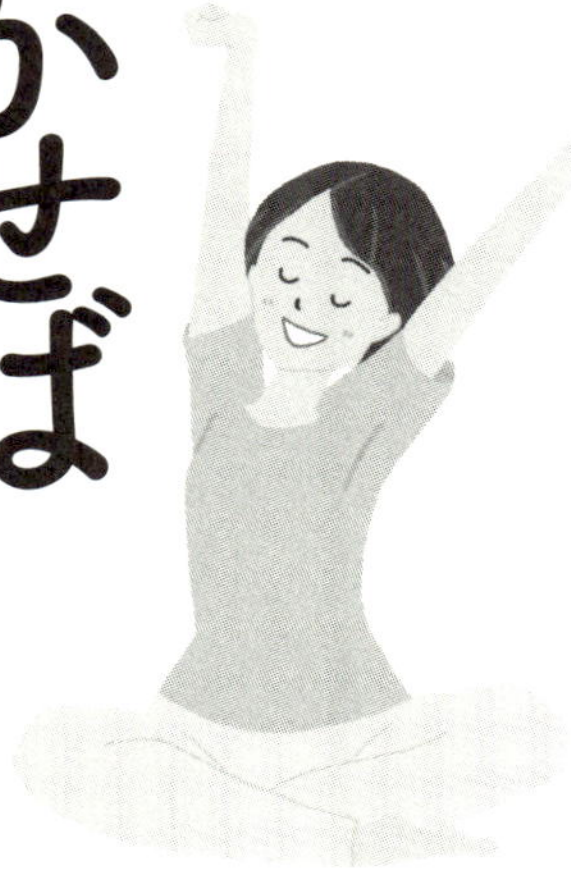

アルソス

まえがき――「腰痛」を治したければ、腰を揉んではいけません！

厚生労働省の平成22年国民生活基礎調査で、男性の体の悩み第1位が腰痛、女性は肩こりに次いで第2位が腰痛でした。

この統計結果は、十数年変わっていません。

つまり、本書を手にしたということは、腰痛に悩んでいる、もしくは腰になんらかの不安を抱えているのではないかと思います。

腰痛を抱えていたり、腰に不安があったりする方であれば、病院やマッサージなどの治療院に行かれた方も多いのではないでしょうか。

そのとき、当然ながら痛みや不安のある腰を診たり触ったりされたと思いますが、もしこれが腰を診ずにいきなり手を診られたらどう思いますか？

おそらくほとんどの方は「いやいや、痛いのは腰だって!」「なんで手を診るんだ!」と思われるのではないでしょうか。

私は鍼灸と整体の治療院を営んでおり、交流会などで名刺交換をすると「私、肩こりがひどいんです」「腰が痛いんです」とおっしゃる方がたくさんいらっしゃいます。

ある交流会でお会いしたAさん(40代女性)も「今まさに腰が痛いんです」とおっしゃったので、私は手を差し出すようお願いし、手の甲にあるツボを軽く押しました。

するとAさんは「ぎゃーっ」と悲鳴をあげました。

Aさんは「え? え? なんでこんなとこが痛いの?」と不思議がっていました。

私はAさんに「腰はどうですか?」と聞くと、「あれ? 軽くなっている!」

とさらに驚いていました。

実は私が押したのは、腰痛の「特効ツボ」（この手の甲のツボ「腰腿点」については、本書の「ギックリ腰に効く7つの特効ツボ」で解説しています）だったのです。

痛みや不調があれば、その患部を診てもらいたいと思うのは当然のことです。しかし、**患部は痛みや不調を感じている場所であり、必ずしもそこに原因があるとは限りません。**

腰が痛ければ、腰を揉んだらよくなると思うでしょう。でも、極端なことを言えば、**「腰痛を治したければ、腰を揉んではいけない」**のです。

「腰」とは字のごとく体の要です（月偏は体のことを指します）。

つまり、体のあちこちの問題が腰に集まります。

そして、要ですから本来一番強い場所でもあるわけですが、その腰が痛いということは体のあちこちに問題を抱え込んでいて満身創痍《まんしんそうい》な状態ともいえるのです。

こんな話をすると「私は全身が悪いのか」「治すのは相当困難なんじゃないのか」と思われるかもしれませんが、ご安心ください。

さきほどお話したAさんのように、ちょっとしたことでも体に変化を起こすことは可能です。

私たちは日々、同じような生活をし、同じような姿勢、同じような動作、同じようなクセ（習慣）を持ち、偏《かたよ》りがあります。

それが長年続くと疲労がたまっていきます。

疲労とは、主に筋肉の緊張（いわゆるこり）、骨格のゆがみ（関節の動きの悪さ）、自律神経の乱れ、血流不足、むくみなどです。

この疲労が体のさまざまな不調や痛みを生み出し、腰痛はその代表格の一つです。

では、この疲労を解消するためにはどうすればいいのでしょうか。一般的には睡眠、適度な運動、入浴などが挙げられています。

もちろん、どれも間違いではないのですが、過度に疲労がたまっている状態だと、良い睡眠が取れず、返って痛めてしまったり（例：寝違えなど）、運動で余計に痛めてしまう（例：捻挫、肉離れなど）こともあります。

「じゃあ、どうすればいいんだ!?」と思われた方もいらっしゃるかもしれませんが、ちゃんと解決策はあります。

その解決策とは、

「背骨を動かす」

ことです。

痛みの原因を聞くと「姿勢が悪い」と答える方が多くいます。確かに姿勢が悪ければ筋肉は硬直し、骨格はゆがみ、神経の圧迫により血流も悪くなり、むくみも生じます。

では、なぜ姿勢が悪くなるのでしょうか。

「姿勢が悪い」とは一般的に背中が丸い、いわゆる「猫背」だったり、どちらかの肩が下がっていたり、「反り腰」だったりと見た目を想像すると思いますが、一番の問題は見た目でなく、「背骨が動いていないこと」です。

背骨は1本の骨ではなく、いくつもの骨が連なっており、その骨と骨の間には椎間板と呼ばれるクッション部分があるため、上下、前後、左右とあらゆる方向に背骨を動かすことができます。

この連なった骨が柔軟に動かないことで、筋肉の緊張や神経の圧迫が起こり、骨格がゆがんだり（見た目）、血流が悪くなったり、むくんだりします。

たとえば、座ったまま何時間も同じ姿勢でデスクワークを続ければ、あまり背骨が動くことはありません。また、肉体労働の場合でも、同じ動作ばかりしていると、背骨も一定方向しか動いていないことになり、背骨が動いているとは言えないのです。

ですから、**背骨は意識的に動かす**必要があり、それを可能にする運動が本書でご紹介する**「腰痛を改善する７つのエクササイズ」**です。

「運動」と聞くと、走ったり、筋トレしたり、とてもハードなイメージを持たれると思いますが、本書でご紹介しているエクササイズはどれもたった10秒でできる、とても簡単なものばかりです。

ぜひ、毎日10秒だけでも実践してみてください。

毎日のほんの小さな習慣が、今まで悩まされていた腰痛を改善する大きな一歩となることに違いないでしょう。

そして、腰痛がなくなれば、今までできなかったことができるようになったり、さまざまな楽しみも増えていきます。

本書で、腰痛を撃退し、健康で美しく、若々しく、楽しい人生を手に入れてください。

2025年1月

笠原章弘《かさはらふみひろ》

目次

第1章

「体を冷やさない」ことが、腰痛予防には大切 041

第2章

腰痛を引き起こす「5つの原因」 057

第3章

つらい「腰痛」を改善する！ 7つのエクササイズ 083

第4章　「ギックリ腰」の痛みがみるみる消える！ 7つの特効ツボ

プロローグ――腰痛を改善した人たちがやったこと

「肩こりエクササイズ」で腰痛もよくなる（30代・男性）

2020年、『肩こりは1分で消える！』（自由国民社）を出版した後にセミナーを開催しました。

前半は本の内容を中心に講演をし、後半は本で紹介した肩こりを治すエクササイズをセミナー参加者の方々と行いました。

皆さん、「肩が楽になった」「体が軽くなった」と喜んでいました。

セミナーが終わった後、Ｂさんが私の所にやってきました。

「私、実は肩こりはないんですが、腰痛がありまして、先ほどのエクササイズをやったら、驚くほど腰が楽になったんです」とわざわざ伝えに来てくれたのです。

それを聞いた私は何も驚きませんでした。なぜなら、行ったエクササイズは肩こりのみならず、全身どこの不調にも効果が期待できるものだったからです。

この肩こりの解消と同時に腰痛も楽にしたエクササイズは、本書で最初にご紹介している『軽ジャン』です（86ページをご覧ください）。

「デスクワークで腰痛」は、背骨伸ばしがおすすめ（30代・女性）

腰痛で来院したCさん。デスクワークで一日中座りっぱなしで、パソコンとにらめっこのキャリアウーマンです。

痛いのはもちろん腰なのですが、猫背になり、アゴが前に飛び出していて、肩甲骨の下あたりがこりで盛り上がっていました。

よく腰痛の原因として「姿勢」が挙げられます。

姿勢が悪いから腰に負担がかかり、腰痛を引き起こすと考えられているわけですが、私はその逆だと考えています。


いい姿勢とは、どのような姿勢でしょうか。

おそらく多くの方は背筋が伸び、横から見たときに頭と骨盤が一直線になった状態だと考えると思います。

私自身も以前書かせていただいた書籍『肩こりは1分で消える！』で同じように答えています。

確かに頭と骨盤が一直線になった姿勢（23ページのイラスト参照）は、見た目には美しいので、一般的にはいい姿勢なのかもしれません。


しかし、私が推奨する本当の意味でのいい姿勢からすれば、まだ50点です。

本当の意味でのいい姿勢には、見た目の美しさ以外にも条件があります。

その条件とは、見た目に美しい姿勢を無理なく無意識につくれているかどうかです。

いい姿勢をつくろうと意識的に背筋を伸ばしているのであれば、背中の筋肉が硬直してしまい、体のどこかにゆがみを生んでいます。

筋肉の緊張や骨格のゆがみは筋肉の痛みだけでなく、血管や神経を圧迫し、血流不足や神経の流れを遮断し、体の不調を引き起こします。

それでは、いくら見た目が美しくてもいい姿勢とはいえません。

それどころか、かえって腰痛を引き起こす大きな原因となります。

見た目に美しい、いい姿勢を保つためには、骨格を支えるための筋肉が必要です。

姿勢を保つ筋肉は脊柱起立筋、腸腰筋、大腿四頭筋の他、インナーマッスルと呼ばれる腹横筋、多裂筋、骨盤底筋群があります。

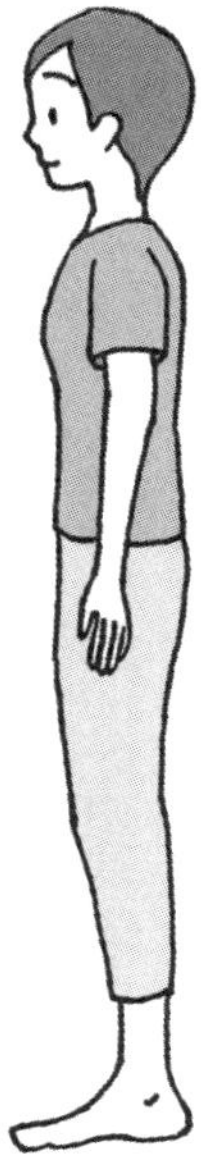

見た目の美しい姿勢をつくるには、脊柱起立筋、腸腰筋、大腿四頭筋や腹横筋、多裂筋、骨盤底筋群など、骨格を支える筋肉が必要。

普段から適度に体を動かし、筋肉が発達していれば、自然と見た目が美しい姿勢を保つことも可能です。

しかし、多くの方はいい姿勢を保つために無理に筋肉を緊張させ、硬直させています。

筋肉が硬直すると背骨や関節も動かなくなり、血管や神経も圧迫されます。

さらにいえば筋肉の緊張状態は長くは続かず、緊張を緩めることで背中を丸くしたり、アゴを前に突き出すような姿勢を取らざるを得なくなります。

筋肉は本来、緊張と弛緩《しかん》を繰り返していますが、緊張が続くと筋肉が固まり、弛緩できなくなってしまいます。

それを無理に動かしてしまうので、筋肉は強引に引っ張られてしまうのです。

その筋肉が腰の場合、腰痛ということになります。

普段から腰に痛みや重だるさを感じているものを「慢性腰痛」、普段は痛みなどを感じていない人が荷物を持とうとしたときやくしゃみをしたとき急激な痛みを覚えたものを「急性腰痛」、いわゆる「ギックリ腰」と呼びます。

Cさんも一日中デスクワークで筋肉をほとんど使いませんから、背中の筋肉が硬直していました。

痛いのは腰ですが、実は**背中の緊張から無理に筋肉を引っ張られ、腰が痛んでいる**のです。そのため、いくら痛い腰を治療しても、背中の緊張をほぐさなければ腰の痛みがよくなることはありません。

Cさんには**「座ったままできる背骨伸ばし」**を仕事の合間に行ってもらうよう指導しました。

1回は10秒ほどですが、なるべく回数をこなすようお願いしました。早速翌日から実践いただき、初日の夜から腰が楽になったことを実感でき、次に来院したときにははじめてきたときと比べ、かなり腰痛が改善していました。

【背骨伸ばし】

https://youtu.be/fZum5teemWI?si=8ELLUJvenTM4QO1C

①床（畳）の上にあぐら、もしくは椅子やベッドの端に座り、背骨を伸ばします（※腰が反らないように注意）。

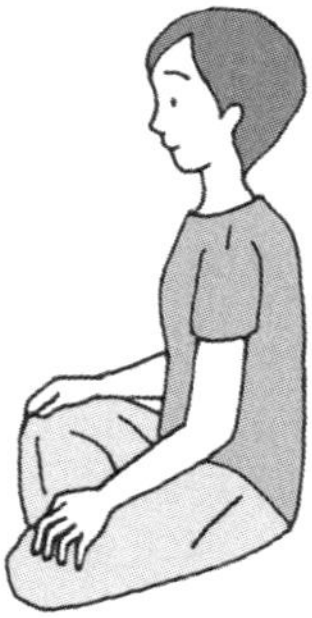

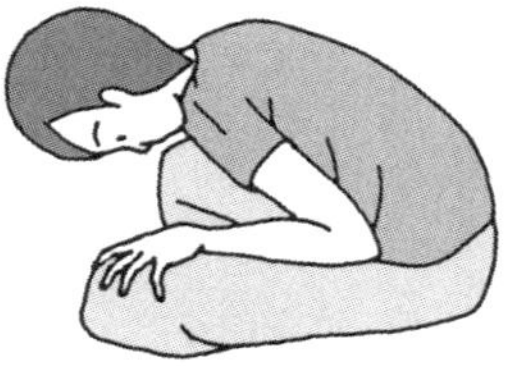

②腰を前傾させ、背中を丸めます。背骨を伸ばす、前傾するを繰り返します。

「坐骨神経痛」を軽減する3つのエクササイズ（40代・女性）

坐骨神経痛で来院したDさん。

坐骨神経痛は文字通り坐骨神経の痛みですが、腰痛が悪化し、臀部が硬くなることで坐骨神経を圧迫して引き起こされることがほとんどです。

Dさんは腰や臀部はもちろんですが、背中や太ももの裏、ふくらはぎも硬くなり、さらにはお腹も張っていました。もしやと思い、婦人科を受診してもらったところ、子宮筋腫がありました。

幸い、手術するほどではなく、経過観察となりました。

鍼灸や整体で筋肉をほぐせば数日は楽になりますが、生活習慣が変わらなければまた筋肉は硬くなり、痛みも戻ってしまいます。

※腰痛の原因は、内臓やお腹の場合もあります。食間の胃腸に食べたものがない状態のとき、お腹に張りがないかのチェックをします。硬くなっているところがあれば、押したり揉んだりしてほぐしましょう。内臓がしっかり機能すれば、腰痛の改善や便通もよくなります。

Dさんには、本書で紹介しているエクササイズをすべてやってほしかったのですが、それはあまりにも過酷なので、次の3つをおすすめしました。

まずやっていただいたのは、「ソフトボールを使った太もも裏ほぐし」（116ページ参照）です。これはデスクワーク中にもできるのでやりやすかったとのことです。

その次にやっていただいたのが「股関節伸ばし」（106ページ参照）です。

この2つでもかなり痛みは軽減していきました。

3つ目におすすめしたのが、「腸もみ」（29ページ参照）です。

【腸もみ】

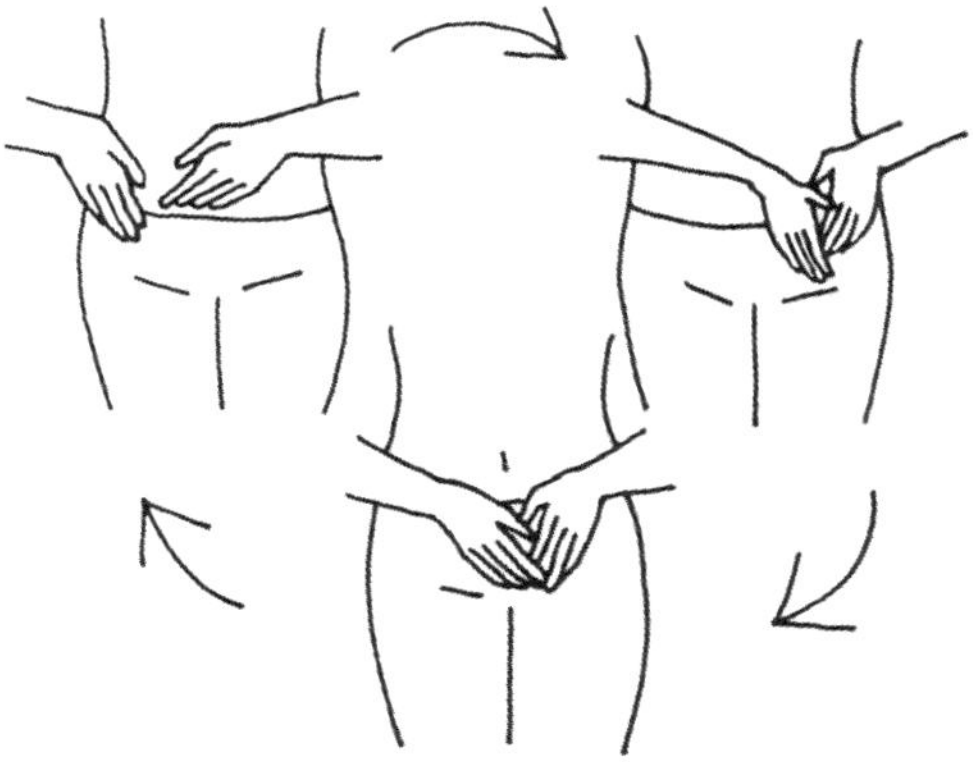

おへその下、丹田あたりから手に少し力を入れて、おへそを中心に時計とは逆回りに5回ぐらいぐるぐる回します。
147ページで紹介している、お腹のツボ押し（中脘《ちゅうかん》）も合わせるとより効果的。

「腸もみ」で便通もよくなると、腰や坐骨神経痛が楽になった代わりに上半身がつらくなっていきました。

これは上半身が悪くなったわけではありません。

人は一番つらいところを一番に感じます。

Dさんは座骨や腰が楽になった分、痛みの順位が降格し、上半身がつらく感じるようになったというわけです。

なので、このタイミングで肩甲骨のエクササイズにステップアップし、その後も他のエクササイズを混合していきながら、今では腰痛や坐骨神経痛はほとんど出なくなりました。

もちろん日々の仕事や育児、家事などで疲労はたまりますので、定期的な治療とエクササイズは今でも続けています。

「慢性腰痛」は、食生活を変えることで改善（30代・男性）

私が開業してまもない頃、腰痛で来院したEさん。今まで鍼、マッサージ、整骨院、整体などいろんなところに行ったけど、なかなか腰痛がよくならないと知人の紹介でいらっしゃいました。

何度か鍼や整体で治療しましたが、私が思うほど改善しませんでした。日頃の生活習慣などは問診していたのですが、私は一つ見落としていました。

それは「食生活」です。

Eさんは当時独身で、食事はほとんどが外食。それもコンビニエンスストアの食品やファストフードばかりでした。

コンビニエンスストアの食品やファストフードは手軽で便利ですが、それが毎日となると、栄養不足、添加物や質の悪い油のとりすぎなどで体には負担となります。

仕事も忙しく自炊が難しかったため、実家に帰ったり、お母さんに家に来てもらいつくり置きをしてもらったり、食生活を変えたりしたことで腰痛も改善していきました。

食生活を変えたといっても、カロリー計算や細かい栄養管理など難しいことをしたわけではなく、いわゆる母の味といいますか、ごはん、みそ汁、おかず、というような家庭料理にしただけです。

ファストフードやコンビニ食は忙しいときにたまに食べるには問題ありません。しかし、それらの食事は栄養価も少ないので、体の栄養バランスは崩れますし、保存料などを使用しているため、体内には不純物もたまります。

また、外食は似たようなものを食べがちで、味付けも濃いですから、家庭料理に変えるだけでも栄養バランスは改善され、体に悪影響を及ぼす不純物もたまらなくなります。

内臓の不調は、食事、運動不足、睡眠、ストレスなど食生活による原因が多く見受けられます。つまり、**食生活が改善すれば、結果として内臓の調子もよくなり、腰痛も改善していきます。**

Eさんも食生活を見直すことで、腰痛が改善していったのです。

今は結婚をして、奥様が食事やお弁当をつくってくれて安定した食生活を送っています。

10秒で食生活を変えることは難しいかもしれません。

では、10秒でどんな食習慣をつくれるのか。

それは今日食べようとしているもの、今これから食べようとしているもの（たとえば、ラーメンや甘いもの）を見直すことです。

つまり、今食べようとしているものは、欲求を満たすものか、空腹を満たすものか、それとも体をつくるものか、健康にしてくれるものかを食べる前に見直してください。見直すことは10秒もあれば可能です。

見直す余地があるのなら、食習慣を変えるチャンスです。ぜひ、お試しください。

「ストレスが原因の腰痛」が治った理由とは（50代・男性）

腰痛の原因は主に「骨、筋肉、神経、内臓、ストレス」の5つのどれか、または複数が重なって起こります。

この5つの原因のなかでも、**ストレスは少し厄介です。**

「ストレスで腰痛が起こるの？」と不思議がる方もいらっしゃると思います。

たとえば、以前経験した腰痛が頭の片隅にあり、いつまた起こるのではないかという不安（ストレス）からでも、腰痛は起こってしまう可能性があります。

ストレスが厄介なのは、私たちはストレスに囲まれて生活していることです。健康以外にも時間、お金、環境、人間関係などさまざまなところからストレスを受けるので、**思わぬストレスが腰痛の原因になります。**

腰痛の治療に来院していたFさん（50代・男性）。

治療後は痛みが軽減するものの、すぐにまた痛くなってしまいます。

普段私は、治療中に患者さんのプライベートな話を深く聞くことはしないのですが、Fさんは治療中も家族に対して愚痴をこぼしていました。そのため、失礼ながらも少しご提案させていただきました。

よく「過去と他人は変えられない」といいます。

そして「未来と自分は変えられる」ともいいます。

愚痴を言いたくなる気持ちもわかりますが、愚痴を言うとその言葉を一番はじめに聞くのは他の誰よりもまず自分自身の耳です。

そして、その言葉が自分の体を蝕みます。

私はFさんに、

「まずは愚痴を言うのをやめてみてください。

愚痴を言うご家族も決して悪いことばかりではないと思います。

悪いことにばかり目を向けるのではなく、いいことを探してみてください。

そして、そのことに感謝してみましょう。

心の中で感謝するだけでもいいですが、ベストは直接ご家族に感謝の気持ちを伝えることです。

そうすれば腰痛もだんだんとよくなりますよ」

とお話しをしました。


はじめはムッとした表情をして、「そんなことできるかい」と言って帰っていきましたが、次に来院したとき、明らかに顔の表情が明るくなっていて腰も以前より楽になっていていました。

何があったかと聞けば、

「いつも自分のことを邪険に扱っていた妻ですが、妻も仕事や育児で大変なのに、文句を言いながらも私のために毎日ご飯をつくったり、掃除や洗濯をしたりしてくれたことに気がついたのです。

今までやってもらうのが当たり前だと思っていた自分が恥ずかしくなり、妻に感謝の気持ちを伝えました。

そうしたら、妻には気持ち悪がられましたが、夕飯のおかずが1品増えていました」と言うのです。

これをきっかけに家族関係もよくなり、Fさんも家族の愚痴を言わなくなって、家族関係のストレスは軽減したので、腰痛はみるみる改善していったのです。

コラム①

症状を治しているのは薬やシップではなく、あなたの力

腰痛に限ったことではありませんが、**薬はあくまで痛みや症状を抑えるものであり、治すものではありません**。

薬で治った経験がある方もいるかもしれません、それは薬が治してくれたわけではなく、**薬で痛みや症状を抑えている間に、自分の持っている自己免疫力や自然治癒力が治している**のです。

また、鍼灸などの治療院でよくなると、「先生のおかげ」「先生はゴッドハンドだ」などと言っていただきますが、これも治療で治しているというより、**その方の活動が低下している自己免疫力と自然治癒力を治療で引き上げている**、というのが正しい表現で、治しているのはあくまであなた自身なのです。

あなたの体を車とするならば、運転手はあなたです。

ですが、「腰痛が治る」という目的までの道がわかりません。

場合によっては、腰が痛いということだけはわかっているが、体がどうなっているのか、今の場所（状態）がよくわかっていない人が多いです。

そんなときに必要なのが、治療家という名のカーナビです。

優秀なカーナビ（治療家）は、どこにいるのか（現在の体の状態）を正確に把握し、最適なルート（治療法）を案内してくれます。

カーナビの性能はさまざまです。

すぐに治るという目的地まで案内してくれるナビもあれば、なかなか案内してくれないナビもあります。

また、ナビが優秀だとしても、現在地（腰痛）から目的地（治る）までが山あり谷ありで、道のりが長くハードな場合もあります。

症状を早く治したければ、腰痛治療というルートに詳しいカーナビを選ぶ

こと、そして何より、現在地とゴールの道のりが平坦で短いうちにカーナビを使うことをおすすめいたします（腰痛は悪化するほど、よくなるまでの道は険しく、長くなります）。

薬やシップを使うなとは言いません。

つらいときは薬を飲んだり、シップを貼ったりしてかまわないのですが、できたら、そうなる前に自分自身で体のケアをする。

そして、自分でできないことはカーナビ（治療家）に頼り、腰痛を改善していただければと思います。

第1章

「体を冷やさない」ことが、腰痛予防には大切

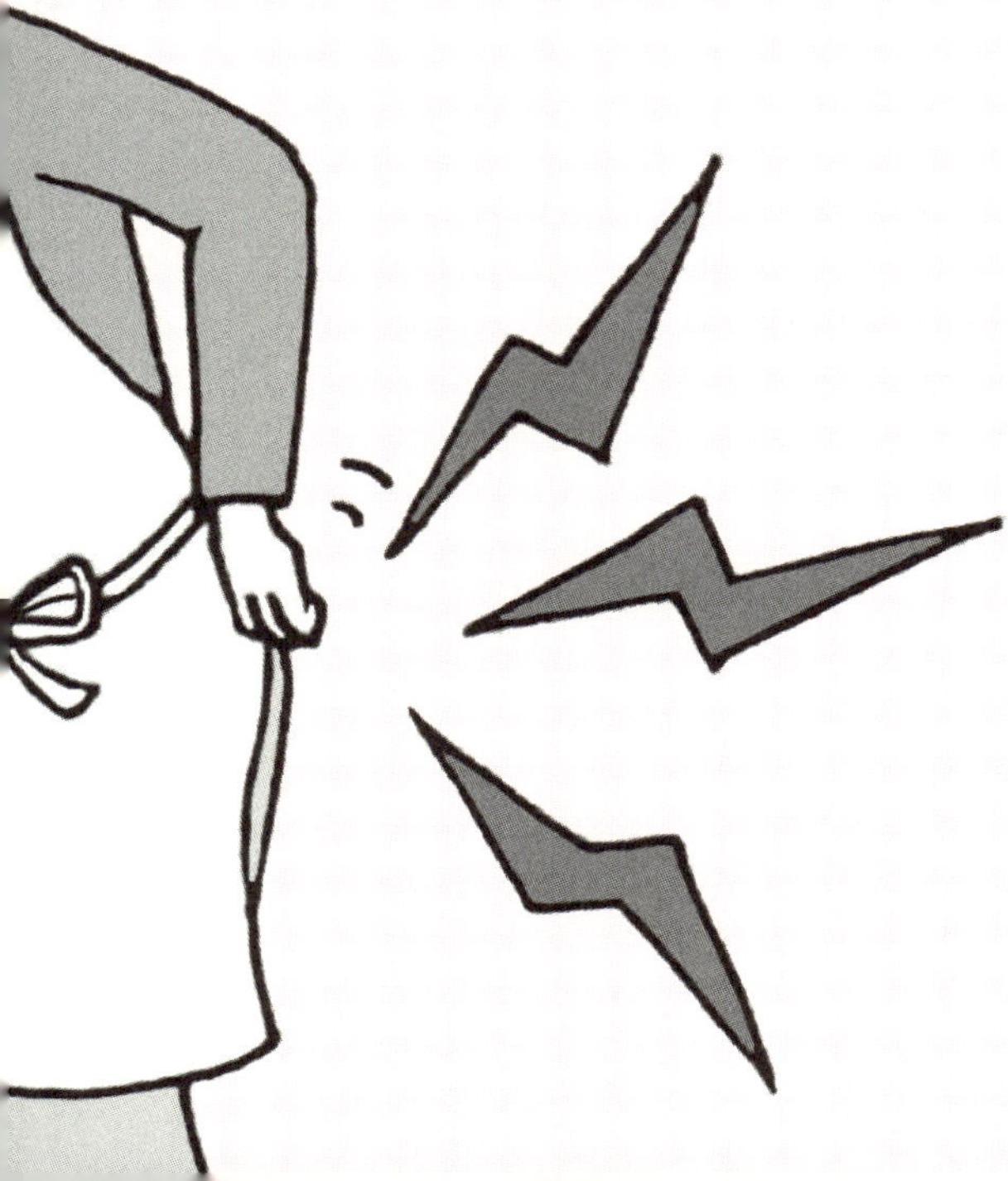

日本人の7割強は腰痛で悩んでいる！

「まえがき」のところでも指摘していますが、厚生労働省の平成22国民生活基礎調査によると、男性の体の悩みの第1位が腰痛、第2位が肩こり、女性の第1位が肩こり、第2位が腰痛で、この統計は何年も変わっていません。

また、腰痛を自覚している人は全体では約30％、30代、40代に限っては約50％だそうです。この統計はあくまで腰痛を自覚している人の数字です。

私は鍼灸と整体の治療院をしておりますが、腰痛以外で来た患者さま、たとえば肩こりや膝痛などの方の腰を触ると、とても硬い方、自覚はなくても押すと痛い方など、隠れ腰痛の方もいます。

つまり、**自覚している方だけでなく、隠れ腰痛の方も含めると7割以上の方が腰痛に悩んでいる**といっても過言ではありません。

腰痛の原因は「姿勢の悪さ」ではない

腰痛の人は「姿勢が悪いからかも」と、猫背などの姿勢が原因だと思っている方が多くいます。

また、腰痛で病院や治療院に行き、姿勢が原因だと言われた方もいるかもしれません。

確かに背中が丸まっていたり、左右のバランスが崩れていたりすれば腰痛の原因になりますが、仮に姿勢がよくても、腰痛になることもあります。

私が往診に行っている今年101歳を迎えるおばあちゃんは、ほぼ直角に腰が曲がっていますが、腰も痛くないし、特に内臓の悪いところもありません。

つまり、姿勢が悪いからといって、必ずしも腰痛になるとは限らないということです。

腰痛が起きやすい年齢は40代、50代

腰痛は、小さいお子様から高齢の方まで幅広く起こりうる症状ですが、特に起こりやすいのが40代、50代です。

人間の成長は25歳くらいで止まり、そこから徐々に衰退していきます。20代後半から30代にかけて少しずつためていた疲労が40代、50代に満期を迎え、痛みとして顔を出します。

慢性的に痛むのか、急に痛むのかは個人差があります。

もちろん、20代後半から30代で運動をしたり、ストレッチやマッサージなどで体を労わっていれば痛み貯金が満期を迎えることはありません。

ですが、20代、30代は社会人となり、仕事もプライベートもやることが多く、体のことにまで気が回らないのが現状で、そのツケが40代、50代でやっ

てくるのです。

腰痛が起きやすい時期は夏

腰痛を起こさないためには、まず「冷え」に注意しましょう。

以前は、冬は体が冷えるうえ、寒くて動かないので、筋肉が硬くなり、夏よりも腰痛は多くなる傾向にありました。

しかし、**昨今は温暖化による気温の上昇と、エアコンの普及により、室外と室内の温度差が生まれ、長時間のエアコンの冷えによって、「夏」でも腰痛は多くなりました。**

自然の寒さの冬より、人工的な寒さの夏のほうが体には堪えます。

また、昨今は１日ごとに暑かったり、寒かったりと寒暖差が激しいため、春や秋の季節の変わり目にも起きやすくなります。

最近、テレビや雑誌などのマスコミは、**「天気病」「気象病」などと呼ばれ**

る天気の変化による体調不良を取り上げるようになっています。

気温や気圧、湿度が関係して起こる症状のことを指し、頭痛、肩こり、腰痛、膝痛など人によって症状は違います。


これは、天気の変化だけが悪いわけではなく、疲労が蓄積していたり、もともと悪い場所が天気の変化により悪化したりするものです。

ですから、天気や気候に左右されないために、疲労を蓄積させないことが大切となります。

一度、腰痛を起こした方はその時期が来る前に、疲労が蓄積していないか、体の状態を調べておくことをおすすめします。

夏の「体を冷やす」ことを見直そう

また、腰を冷やす行為の一つに食べ物、飲み物があります。

冷たい食べ物や飲み物を食べたり飲んだりすれば、胃腸が冷え、結果的に腰も冷やします。

冬は暖房と温かい食べ物や飲み物を口にするので比較的大丈夫なのですが、問題は暑い夏です。

夏はそうめん、冷や麦、冷やし中華、アイスクリーム、かき氷、アイスコーヒー、ビールなど冷たい食べ物や飲み物を口にすることが多くなりますので、体を冷やします。

また、スイカ、きゅうり、レタス、トマト、ナス、パイナップル、マンゴー、キウイ、コーヒーなど、夏が旬の食材や暑い国の食材は体を冷やします。

冷房のない時代は冷やす食材を使って体を冷やしていましたが、今はエアコンがあるので、冷たい食べ物や飲み物は体を冷やし過ぎてしまうのです。

暑い外にいるとき、熱中症対策として水分補給は必要です。

ですが、「冷たい飲み物の一気飲みは、ギックリ腰を引き起こす引き金になる」ので注意が必要です。

冷たい飲み物はのど越しこそ気持ちいいですが、気持ちいいのはそのときだけで、すぐに暑さはやってきます。むしろ、熱い飲み物を飲んだほうが暑さは落ち着きます。

また、熱中症対策として水分補給は必要ですが、「飲みすぎ」もよくありません。

暑い外にいて汗をかくなら問題ないですが、エアコンの中にいるときは水太りにならないよう気をつけましょう。

夏はシャワーで済ます方も多いと思いますが、1日エアコンの中で過ごしている方は「湯船に入る」ことをおすすめします。

湯舟に入ると出たあとも汗をかいてしまい意味がないと思われるかもしれませんが、その汗を出すために入るべきなのです。

体の毒素を排泄するのは大便と小便がほとんどで、汗からはほんの数%ですが、その数％を出すか出さないかが大きな問題なのです。

さらに、湯舟に入ることは汗をかくためだけでなく、「**水圧によるマッサージ効果**」**も期待できる**ので、暑い夏だからこそぜひ湯船にお入りください。

いったん汗をかけるだけかいて、落ち着いたら適温のエアコンの中でおすごしいただいてもかまいません。

「体を冷やす服」を着ていませんか

また、腰を冷やす要因の一つに「服装」があります。

お腹と腰が洋服から出ていれば、当然体が冷えて、腰痛になるリスクは高まります。

へそ出しファッションをしている人がそんなにたくさんいるわけではないですが、お腹や腰を直接出さないにしても、Ｔシャツやポロシャツ１枚の方をよく見かけます。

シャツをズボンにインしていないと、シャツの下から冷たい空気が入り、お腹や腰を冷やします。

インナーを着てズボンにインしたうえで、Tシャツやポロシャツを着ることをおすすめします。

お腹や腰を直接冷やすこともよくないですが、**「ふくらはぎを冷やす」と全身の冷えとなり、腰痛になる可能性が高くなるので要注意です。**

「寝るときの服装」にも注意が必要です。

寒い冬は長袖に長いズボンのパジャマやスウェットを着て、しっかり布団もかけていると思います。

問題は夏の暑い時期です。

おそらく多くの方は、半袖・半ズボンで寝ているのではないでしょうか。

それでも全身に布団をかけているのであれば問題ありません。

しかし、**「お腹にタオルケットをかける程度で手足を露出している状態」**

は問題です。

エアコンをつけているのならもちろんですし、エアコンをつけていなくても、窓を開け、風が入ってくるのであれば、手足を露出することは避けるべきです。お腹と脚は、タオルケットや布団をかけることをおすすめします。

「運動のしすぎ」は要注意！

腰痛の原因に運動不足がありますが、「運動のしすぎ」もまた腰痛の原因になります。

野球、サッカー、バレーボール、バスケットボール、ラグビー、ゴルフなど、多くのスポーツで腰痛に悩む選手はたくさんいますし、腰痛によって引退を余儀なくされる選手もいます。

チームにドクターやトレーナーがいたり、個人でトレーナーと契約している選手もいますが、それでもなかなか改善されない場合があります。

スポーツによって関節の動きや使う筋肉はさまざまですが、同じ方向、同じ場所を多用することで、体の同じ場所に負荷がかかります。また、間違った姿勢やフォームにより腰を痛めることもあります。

腰痛になったとき、早く痛みから解放されたいと思うのは当然のことです。

しかし、腰痛になった原因を把握しておかないと、また再発します。

なぜなら、腰痛は日頃の生活習慣の積み重ねで起こっているからです。

その腰痛になる生活習慣を変えなければ、いずれまた腰痛になるのです。

スポーツ選手は一般の方とは生活スタイルが違いますが、スポーツ好きな方は注意が必要です。

コラム②

「ゴルフ腰痛」の予防法

「ゴルフ腰痛」になる状況は、大きく分けて3つあります。

プレイ前、プレイ中、プレイ後です。

プレイとは、ラウンドに行くときはもちろんですが、練習も含みます。

●プレイ前

プレイ前の注意点は、「準備運動」です。

ゴルフに限ったことではありませんが、運動の前はしっかりと準備運動をしなければなりません。

軽く体を回したり、ストレッチなどをしているとは思いますが、ほとんどの場合足りていないことが多いのです。

ゴルフは朝早いことが多いと思います。寝ているときは体温が下がり、血流不足になり、筋肉も使いませんから、関節や筋肉が硬くなっています。

そのため、早朝のゴルフでは、プレイ前のストレッチを入念にやる必要があります。

まずは背骨を動かし、肩甲骨、肩関節、骨盤、股関節から肘、手首、膝、足首までしっかり動かして、関節を動くようにし、筋肉も柔軟にしておきましょう。

●プレイ中

プレイ中の注意点は、もちろん「スイング」です。

正しいスイングができていないと腰の負担となり、痛める原因になります。

また、正しいスイングができていたとしても右利きなら右スイング、左利きなら左スイングと同じ方向ばかりの回転になり、体はゆがみ、腰痛の原因となります。

ラウンド中はコースを歩くので、太ももやふくらはぎに疲労がたまり、筋肉が硬くなることが腰痛の原因となります。

コースではカートを使うからほとんど歩かないという方も安心はできません。

同方向のスイングによりゆがんだ体は、歩くことで補正されます。

しかし、すぐにカートに乗ってしまうとゆがんだまま固まってしまいます。

カートを使わずに歩くこと、カートを使って歩かないこと、どちらも違った体の負担があることを忘れてはなりません。

●プレイ後

プレイ後の注意点は、「アフターケア不足」です。

プレイ前の準備運動は多少なりともしていると思いますが、ゴルフプレイ後のアフターケアをしていない人が非常に多いです。

シャワーやお風呂くらいは入ると思いますが、すぐに帰らなくてはいけなかったり、なかなか実行する場所と時間がなかったりするのも事実です。

プロは、プレイ後のアフターケアをとても大事にしていて、必ずストレッチなどでその日の疲労を取り除いています。

家に帰ってからでもいいので、その日使った体、特に関節と筋肉は入念に労わってあげてください。

ゆっくり湯舟に浸かり、出た後に使った関節や筋肉をストレッチし、「伸ばす」というより「ほぐす」イメージで行います。

プレイ前の準備運動も当然必要ですが、その倍、いや10倍くらいアフターケアは大切だと心得ましょう。

第２章

腰痛を引き起こす「５つの原因」

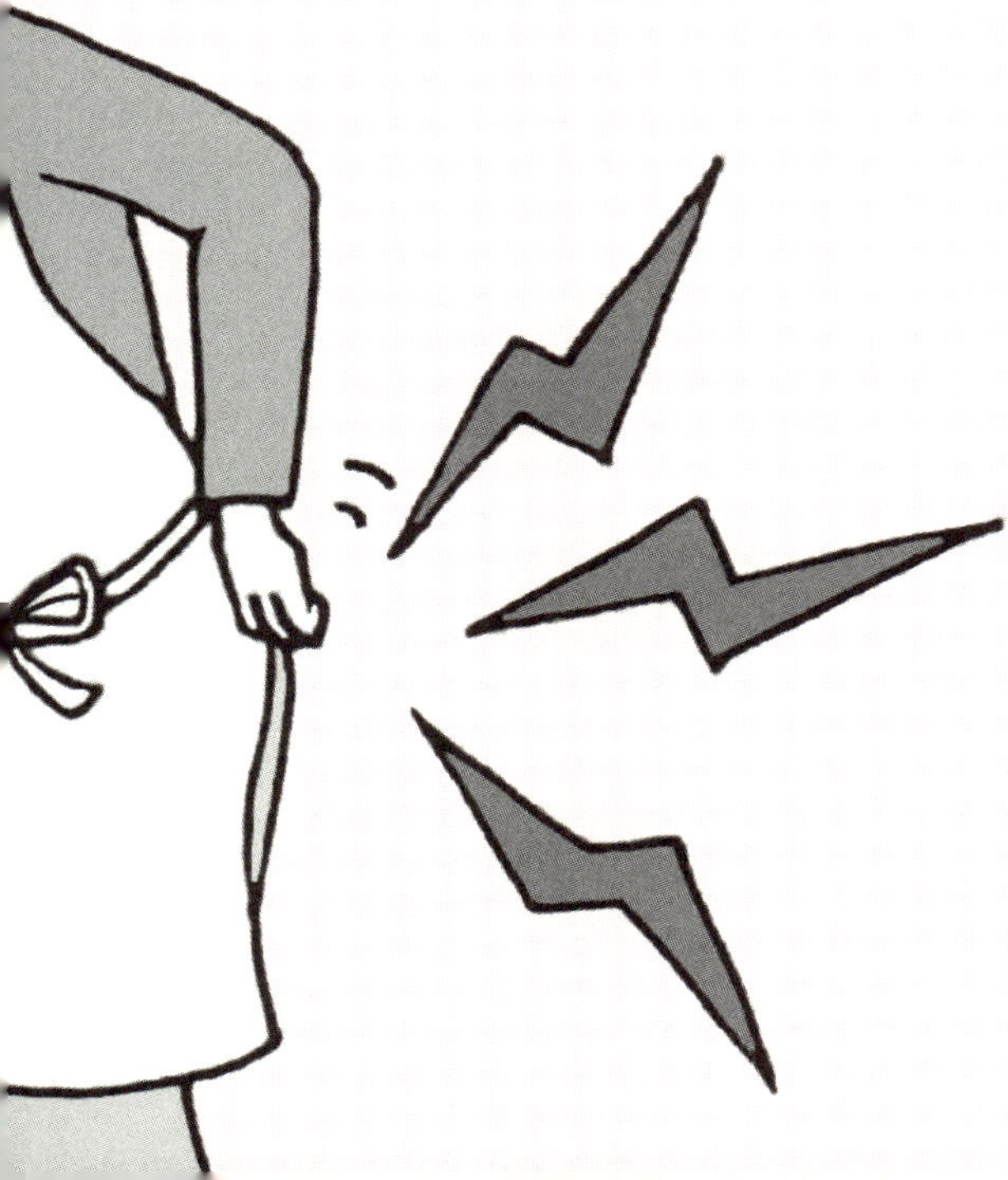

なぜ、腰痛になるのか

「腰痛」とは、字のごとく腰が痛いわけですが、原因は実にさまざまです。

前述しましたが、大きく分けると「骨、筋肉、神経、内臓の肉体的要因、精神的要因」の5つです。

そして痛いのは腰ですが、腰だけが悪いわけではなく、頭、首、肩、肩甲骨、背中、お腹、臀部、太もも、ふくらはぎなどが大きく関わっています。

体は外から見れば左右対称に見えますが、体の中（内臓）は対称ではありません。

また、ほとんどの動作は左右対称に行いません。

ですから、どうしても左右のバランスは崩れ、過度に使う側と使わない側ができてしまいます。

そのため、骨にはゆがみが生じ、筋肉の緊張、神経の圧迫、血流不足、冷えなどさまざまな不具合が起こり、そこから腰痛も起こります。

腰痛には常日頃から痛みや重だるさ、違和感を感じる「慢性腰痛」と、今までなんでもなかったのに急に痛みが起こる「急性腰痛」、いわゆる「ギックリ腰」があります。

ギックリ腰は急性腰痛というくらいですから、急になるものだと思われがちですが、あくまで痛みが急に起こっただけで、その原因は急にできるものではありません。

おそらく痛みの原因や前兆はあるはずです。

しかし、普段痛みを感じていない人は、まさか自分が腰痛の原因を抱えているとは思わず、見過ごしてしまいます。

腰痛を引き起こす5つの原因

1　骨のゆがみが神経や血管を圧迫して、痛みを引き起こす

腰痛の原因の1つ目は「骨」です。

脊柱管狭窄症《せきちゅうかんきょうさくしょう》、腰椎椎間板《ようついついかんばん》ヘルニア、腰椎すべり症、骨粗鬆症《こつそそうしょう》、圧迫骨折など、骨の異常により腰は痛くなります。

脊柱管狭窄症

脊柱管が狭くなり、神経が圧迫され痛みを引き起こします。

腰に負担のかかる作業や肥満、加齢が主な原因です。

腰椎椎間板ヘルニア

背骨の骨と骨の間にある椎間板が飛び出し、神経に触れることで痛みを引き起こします。

これもやはり腰に負担のかかる作業や姿勢、加齢が主な原因です。

腰椎すべり症

腰椎がずれることで、馬尾《ばび》神経や神経根《こん》が圧迫され痛みが起こります。

明らかな原因は不明ですが、若い頃スポーツをしている人に多く見られます。

骨粗鬆症

骨密度が低くなり、骨がもろくなった状態。

女性ホルモンの減少や加齢、栄養不足などが主な原因です。

圧迫骨折

骨粗鬆症を持つ高齢者に多く、尻もちなど軽い力で骨折しまいます。知らないうちに折れていることもあります。

骨の変形の仕方によって病名は変わりますが、いずれも過度な負荷をかけていることがわかります。

年齢のせいにされることもよくありますが、長く生きていれば、それだけ多くの負荷がかかっているということです。

レントゲンやCT、MRIなどの画像診断により骨折の有無や病名がつけられますが、画像で骨の変形がわからないことも多いです。

また、画像診断で病名がつかなくても、日常生活において同じ姿勢や動作が続けば骨に負担となり、ゆがみが生じて神経や血管を圧迫して痛みを引き起こします。

病名がついた場合、手術をすすめられることも多くありますが、手術をしてもあまりよくならなかったり、一時的によくなったとしても、再発してしまったりするケースがよくあります。

このような場合、生活習慣を変え、骨への負担を減らせば痛みを軽減させることも可能になります。

2　筋肉が硬くなり、痛みを引き起こす

腰痛の原因の2つ目は「筋肉」です。

骨が原因で起こる腰痛とは違い、病名がつくことはほとんどなく、いわゆる腰痛、腰痛症と呼ばれることがほとんどです。

本来、筋肉は収縮と弛緩を繰り返しますが、**筋肉が疲労すると柔軟性がなくなり、収縮した状態で筋肉は硬くなってしまいます。**

筋肉は繊維なので、硬くなった状態とはぎゅうぎゅうに巻いた糸巻きのような状態です。

これを無理に動かそうとするため、硬くなった筋肉は引きはがされるような状態になるので、痛みが生じます。

ではなぜ、筋肉は硬くなってしまうのでしょうか。

その原因の多くは、「使いすぎ」「使わなすぎ」「冷え」です。

①「使いすぎ」

私たちは日常生活において常に体を動かし、筋肉を使っていますが、すべての筋肉を均等に使っているわけではありません。

毎日同じ行動をしていれば当然同じ筋肉を使うことになり、一部の筋肉だけを酷使してしまいます。

スポーツ選手で腰痛に悩まされる選手も多くいますが、これもやはり同じ

姿勢や動作を繰り返すことで、一部の筋肉を酷使しているために起こってい
る腰痛です。

②「使わなすぎ」

デスクワークなどで動かないでいれば、ほとんどの筋肉が使われず、収縮、
弛緩が行われないので、血流や神経の流れも悪くなり、筋肉は硬くなります。
使いすぎも硬くなる要因ですが、使わなすぎもまた硬くなる要因です。

③「冷え」

買ってきたお肉を、冷蔵庫に長い時間入れておくとお肉は硬くなります。
それと同じように、筋肉も冷えれば硬くなります。
寒い冬はもちろんですが、暑い夏もエアコンの効いた部屋に長時間いたり、
冷たいものを食べたり飲んだりしていれば筋肉は冷えて硬くなります。

3　外部の力で神経が圧迫されて、痛みを引き起こす

腰痛の原因の3つ目は「神経」です。

神経の損傷あるいは神経が圧迫されると、痛みやしびれが起こります。

神経の圧迫は脊椎管狭窄症、腰椎椎間板ヘルニア、腰椎すべり症などや筋肉の過緊張によるものですから、原因は骨や筋肉というべきかもしれません。

神経の痛みで一番起こりやすいのは、坐骨《ざこつ》神経痛です。坐骨神経はお尻から太ももにかけて走る神経なので、腰痛ではないと思われるかもしれません。

しかし、腰が痛いと言っている人が実は坐骨神経痛だったり、坐骨神経痛の大元は腰であったり、ほとんどの場合が連動しています。

神経の痛みに対しブロック注射をすることがあります。

ブロック注射は痛みを抑えてくれるものであり、痛みの原因を治しているわけではありません。

一般的な薬もそのほとんどが治すものではなく、症状を抑えるものです。

風邪や内臓のちょっとした不調なら、薬で痛みや症状を抑えている間に免疫力や自然治癒力によって根本を治してくれるかもしれません。

しかし、神経痛の場合、神経自体が悪いわけではなく、外部の力で圧迫されている場合がほとんどです。

神経が圧迫されているということは、「水の流れているホースをつまんでいる」ようなものです。

神経の圧迫を改善するためには、適度に体を動かす必要があります。

また、「腰痛を起こしているときは安静に」と言われることがよくありますが、神経圧迫が原因の場合、安静にしていてもよくなることはありません。

じっとしているだけでは神経の圧迫が改善されることはありません。

4　腎臓、膀胱、大腸、子宮の異変が、痛みを引き起こす

腰痛の原因の4つ目は「内臓」です。
内臓の病気、あるいは病気までいかなくても疲労がたまり動きが悪かったり、なんらかの症状があったりする場合、背中や腰に痛みが起こります。
特に下のほうにある**腎臓、膀胱、大腸、女性の場合、子宮の異変は腰痛の原因**となります。

内臓が原因の場合、いくら腰の治療をしても内臓がよくならない限り、腰の痛みが消えることはありません。

腰痛以外にも体のだるさ、むくみ、便秘、下痢、頻尿、生理痛などがある場合は内臓に異常がないか、病院で検査することをおすすめします。

単なる腰痛なら鍼灸やマッサージで、内臓の異常は病院と思われますが、鍼灸やマッサージも内臓疾患に対応できます。ただ、鍼灸やマッサージでは診察はできません。逆に病院では投薬か手術しかありません。

病院と治療院をうまく利用し、適切な処置をしていただければと思います。

5　精神的ストレスが、痛みを引き起こす

腰痛の原因の5つ目は「精神（ストレス）」です。骨、筋肉、神経、内臓など肉体の原因はもちろんですが、腰痛には精神面も大きく関わってきます。

精神的ストレスを感じていたり、不安感に襲われていたりすると体の不調につながり、腰痛にもなります。

また、**一度つらい腰痛を経験していると、「また再発するのではないか」**

という不安から「痛みをつくり出す」ことがあります。

腰痛は、さまざまな疲労の「終着駅」

まえがきでもお話ししましたが、「腰」という字は、月偏に要と書きます。月は体を意味し、胸、腹、腸、肘、膝、腎、臀など体に関する字に多く使われています。

つまり「腰は体の要」ということです。

これは単に体の真ん中にあるということだけではなく、重要な役割を担っていることを表しています。

ただ、腰は体の要ですから、一番強い場所ともいえます。

その腰が痛いということは全身に疲労がたまり、もう逃げ場がない状態だということです

腰痛の患者さんの体を診ると、頭、首、肩、肩甲骨、背中、お腹、臀部、太もも、ふくらはぎなど多岐に渡って疲労がたまっています。

さまざまな場所の疲労が他の場所に影響し、最終的に腰にきます。**腰痛は、さまざまな疲労の「終着駅」**なのです。

ギックリ腰は突然やってきますが、疲労の蓄積はだいぶ前から始まっており、これ以上体が耐えられないという状況です。

疲労という風船を少しずつ膨らまし、もう限界というところで破裂する。これがギックリ腰なのです。

「腰痛で腰を揉んではいけない」3つの理由

腰が痛いとマッサージなどに行く方も多いと思います。

ギックリ腰などよっぽどの痛みじゃない限り、腰をマッサージしてもらえれば気持ちいいと思いますが、痛いからといって腰を揉むのは危険です。

理由1　強く揉むことにより筋肉を傷める

痛いからと腰を揉むことにより筋肉を傷めます。

腰が痛い人は、たいてい筋肉が硬くなっています。

優しく揉むならまだいいですが、優しく揉まれるくらいではもの足らず、強く揉むよう整体師やマッサージ師などに求めてしまいます。

そうすると、その場は気持ちいいかもしれませんが、かえって筋肉を痛めてしまうのです。

また、痛めた筋肉は修復をしようとしますが、その際、前より丈夫に戻してくれます。つまり、以前より筋肉が硬くなってしまい、腰痛は悪化してしまいます。こりを筋トレして強化しているようなものなので、強く揉むことは避けましょう。

理由２　腰の筋肉がゆるみ、立てなくなる

腰痛は腰だけが悪いわけではなく、全身に疲労がたまっています。腰だけでなく、全身を揉み、全体的にほぐすのならいいのですが、腰だけを揉んでしまうと、そこだけがゆるみ、立てなくなることがあります。

イメージでいうとヌンチャクみたいな感じになります。

ヌンチャクを一直線に立たせようと思っても真ん中の鎖部分があるため、真ん中でフニャッとなり立ちません。この鎖部分が腰というわけです。

過度の筋肉の緊張は、ある程度ほぐす必要がありますが、**筋肉には最低限張りも必要**です。

高齢者の場合、筋肉が硬くなることで、骨の代わりに体を支えている場合もあるのです。

理由3　下手な人がやると、かえって悪化する

腰を揉んでくれる人は誰でしょうか。

家族、友人、それとも治療家？

誰が揉むのか、これは重要な問題です。

けっして家族や友人など素人がダメとか、治療家なら誰でもいいかというとそうではありません。

よく、「このような症状がありますが、これは鍼灸と整体どっちがいいですか？」と質問されることがあります。

私がやると仮定するなら、この場合は鍼灸、この場合は整体などとお答えできますが、多くの場合、街中にある鍼灸と整体どっちがいいかという質問です。

ですから、この質問に対しては「うまい鍼灸と下手な整体なら鍼灸だし、

下手な鍼灸とうまい整体なら整体」とお答えします。

つまり、**何をするかではなく、誰がするか**です。


家族や友人にだってうまい人はいます。

そして、プロを名乗っていてもそうでもない人もいます。

現に**「マッサージに行ったら、かえって痛くなってしまった」**という話もよく聞きます。

そうならないためにも、信頼のおける、かかりつけ治療院（治療家）をつくっておくことをおすすめいたします。

腰痛は、「背骨」を整えれば消える！

繰り返しますが、腰が痛いからといって、いきなり腰をマッサージするのは危険です。

腰が痛いということは、全身的に疲労がたまっている可能性が高く、痛みの原因は腰自体ではなく、他からきていることがほとんどだからです。

他とは頭、首、肩甲骨、背中、お腹、臀部、太もも、ふくらはぎなどさまざまです。

ですから、痛い腰ではなく、原因を探し、その場所の骨、筋肉、神経、内臓、精神のいずれかを特定する必要があります。

では、どうやって原因を探せばいいでしょうか。

もちろん場合によっては病院や治療院に行って、しっかり体を診てもらったほうがいいこともありますが、まず、「背骨を整える」ということです。

背骨は、「頭、首、肩甲骨、骨盤などの骨格や関節」「背中、お腹、臀部、太もも、ふくらはぎなどの筋肉」「全身をめぐる神経や内臓」などすべてに関係があり、背骨が正常に動かなければ他も動かなくなります。

腰痛の原因がどこにあろうとも、まずは背骨を整えなければならないのです。

私は鍼灸治療をする前、まずは整体で背骨を整えます。

背骨を整えるだけで骨のゆがみが整い、筋肉の緊張がほぐれ、神経伝達や血流がよくなり、内臓も正常に動き出します。

また、背骨は脳神経ともつながっているため、頭もスッキリし、精神面も安定します。

「1日10秒のセルフケア」で腰痛予防・改善

私たちは朝起きてから夜眠るまで、さまざまなことを考え、さまざまな感情を抱き、さまざまな行動をしています。

そして、寝ているときでさえも頭は活動し、心臓は動き、その他の細胞も活動しています。

その一つひとつの積み重ねで今の体ができ上がり、今の症状をつくり出しています。

腰痛もしかり。

さまざまな思考や感情、行動の積み重ねで起きているわけです。

腰痛を改善しようと思って、今の食生活や日常生活を見直そうと思っても、なかなか見直せるものではありません。

たとえば、運動不足だから毎日ジョギングをしよう、筋トレをしようと思ってもなかなか続きません。続かないどころか、始められない人もたくさんいると思います。

最近太りぎみだから食生活に気をつけようと思っても、ついいつもと変わらない食生活を続けてしまうものです。

私は治療院にいらした方やセミナー、書籍などで、手軽で簡単にできる腰痛予防や改善のためのセルフケア術をご紹介しています。

セルフケアをする時間は、「1日たった10秒」です。

「10秒でなにができるの？」と思われる方もいるかもしれません。

一度、息を止めながらストップウォッチで10秒計ってみてください。

思ったよりも長く感じるのではないでしょうか。

いつでもどこでもパッとやれる10秒セルフケアは、無理なく毎日続けられる時間でもあります。


そこで今回は、腰痛に悩む多くの方のために日常生活で思い出し、パッとできる腰痛予防・改善のための「1日10秒体操」をつくりました。

特に、腰痛改善には「背骨を10秒動かす」ことが大切で、そのための基本体操です。

本書に載せてある体操を一つでもいいので隙間時間に行って、腰痛のない生活を1日も早く手に入れてください。

コラム③ 「整形外科」の賢い活用法

腰痛を起こし、どうにもならなくなったときに行くのが病院か治療院です。「どっちに行ったらいいですか？」とよく質問を受けますが、これは非常に答えに迷います。

腰痛で病院に行く場合、整形外科だと思いますが、整形外科では痛みの特定をするためにレントゲン検査をすると思います。

しかし、レントゲンでは骨の異常しかわかりません。

腰椎圧迫骨折、脊柱管狭窄症、腰椎椎間板ヘルニア、腰椎すべり症など明らかな初見があればわかりますが、はっきりとした原因がわからないと、再度MRIやCTで詳しく検査しなければなりません。

しかし、そうなると改めて予約を取り直したり、別の病院を紹介してもらったりと時間がかかります。

病院でできる治療といえば電気治療や牽引がほとんどで、あとは飲み薬や塗り薬、張り薬（シップ）の処方か手術しかありません。

しかも、しっかりと検査が必要な場合、時間もかかります。

そうなると、ギックリ腰などの痛みは、早くなんとかしてほしいと鍼灸やマッサージなどに行くケースもあると思います。

単純なギックリ腰や筋肉の緊張による慢性腰痛であれば、鍼灸やマッサージなどの治療で十分ですが、重大な病気が隠れている場合もあります。

どちらが先でもかまいませんが、できたら一度病院で検査をすることをおすすめいたします。

鍼灸師（はり師、きゅう師）、マッサージ師（あんまマッサージ指圧師）、整骨院（柔道整復師）は国家資格ですが、医師ではないので診察はできません。治療院側としても、病院の診察結果があるとないでは、治療方針が変わります。

診察結果がわかったほうがより適切な治療方針を組むことができ、それだけ早く改善に向かいます。

ぜひ整形外科などの病院と、鍼灸やマッサージなどの治療院をうまく活用してみてください。

第３章

つらい「腰痛」を改善する！ ７つのエクササイズ

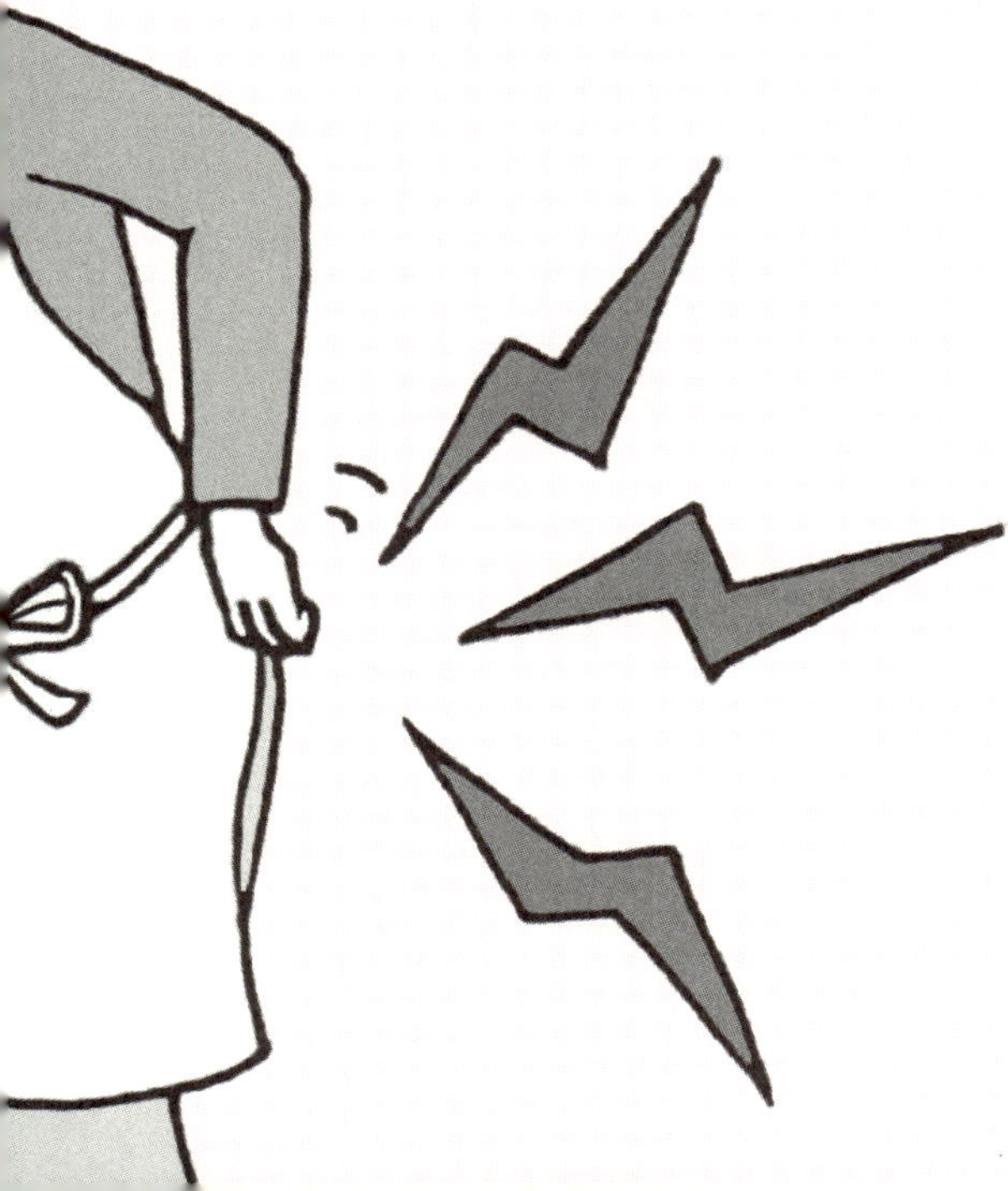

腰痛改善の第一歩は、「背骨」を動かすこと

なぜ腰痛を改善するために、まず最初に「背骨」を動かすことからスタートすると思いますか。

背骨は1本の骨ではなく、いくつもの骨が連なっており、椎間板でつながっています。

椎骨が連なってできたトンネル状の管のことを脊柱管といい、中には脳から続く脊髄神経が収まっており、脳脊髄液で満たされています。

背骨がしっかり動かないと神経や血管が圧迫され、神経伝達がうまくいかず、血流不足が起き、体の不調を引き起こします。

体の不調を訴える人の多くは、長時間のデスクワークや運動不足によって背骨が動いておらず、神経や血管が圧迫されています。

そのため、痛みやしびれが起き、さまざまな症状を引き起こしているのです。

つまり、背骨を動かすことで、圧迫されていた神経が正常に神経伝達を行い、血管が解放され、血流不足が解消されて、体が正常に機能し、痛みや不調が改善するのです。

つらい「腰痛」を改善する７つのエクササイズ

この章でご紹介する腰痛改善のための７つのエクササイズは、全部がとても簡単です。

７つのエクササイズの中でも、基本的に毎日行っていただきたいのが、背骨の上下運動である「エクササイズ１　エア縄跳び（軽ジャンプ運動）」です。

そして、もし余裕があれば、残りの６つのうちで好きなものを選んで行ってください。

やる時間や回数は、特に決まっていませんが、１回の運動は最低10秒はしてください。また、長くやるにしても、一つの運動に対して１分程度が限度です。1回を長くやるよりも、短い時間を朝昼晩や隙間時間など、1日に何回もやったほうが効果的です。

※注意点※

普段運動をしていない人が、エクササイズを始めると体がビックリして、痛みを伴うことがあります。これは体の状態が悪化したのではなく、体にたまっていた膿《うみ》を出そうとしているのでしょう。無理は禁物ですが、体と相談しながら、ほんの短い時間でもいいのでエクササイズを行ってください。

エクササイズ1 エア縄跳び（軽ジャンプ運動）
——背骨の上下運動

腰痛改善の７つのエクササイズの基本で、まず最初に行ってほしいのが、**軽〜くジャンプする運動、略して「エア縄跳び（軽ジャン）」運動**です。

「歩く」と「走る」の違いをきちんと言葉で説明できる方は、そう多くないと思います。

この二つの違いは、**頭の上下運動の有無**です。

「歩く」場合、頭の位置はほとんど変わりませんが、「走る」場合、頭の位置は上下に動きます。

この頭の上下があるかないかで、体に対する影響が大きく変わります。

頭が上下に動くということは、同時に背骨も上下に動いています。

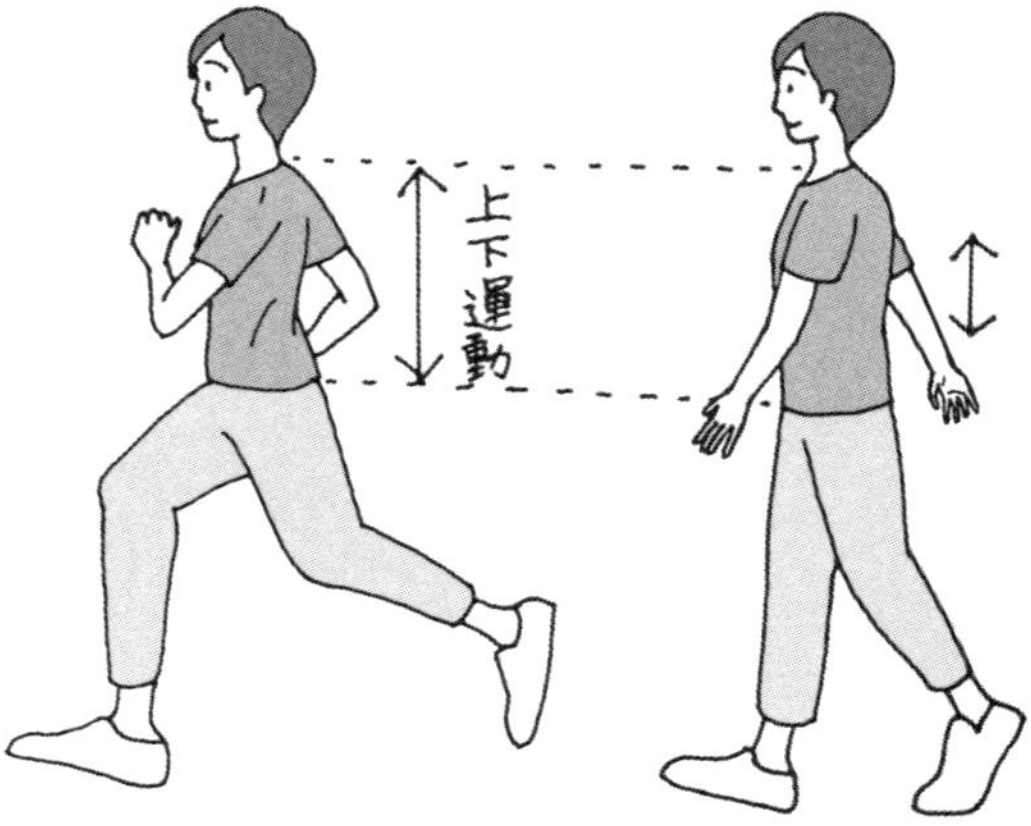

走る　　　　　　歩く

今までも再三お話ししてきたように、背骨は１本の骨ではなく、いくつもの骨が連なっています。

このいくつもの連なった骨が上下に動くことで、神経の圧迫や血流不足が解消し、腰痛が改善するのです。

「背骨を上下に動かすために何も走らなくてもジャンプすればいいのでは？」とお気づきになった方もいらっしゃるのではないでしょうか。

そう、その通りです。

しかも、背骨が上下すればいいわけですから、走らなくてもジャンプすればいいのです。

それも、少しでも背骨が動けばいいので、しっかりジャンプしなくてもいいですし、足は地面から離さなくても大丈夫です。

このエクササイズをするときは、子どもの頃やったことがあるであろう「縄跳び」を連想してください。もしくは、アイドルグループが歌の振り付けでやっていた縄跳びダンスを思い出してください。

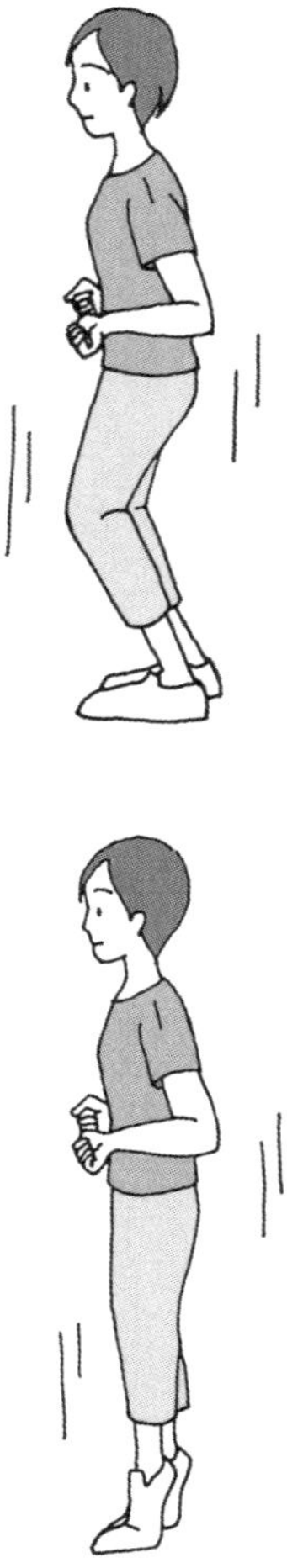

その場でジャンプするだけでも、
背骨は上下に動く。

実際に縄跳びはしません、その場で縄跳びをするように少し跳ぶだけです。

■エア縄跳び（軽ジャン）運動のやり方

https://youtu.be/7lrfPSUXD7U?si=S6zHYbOcyalYbpZC

①手に縄跳びを持っているつもりでジャンプします。
足は地面から離さなくてもかまいません。

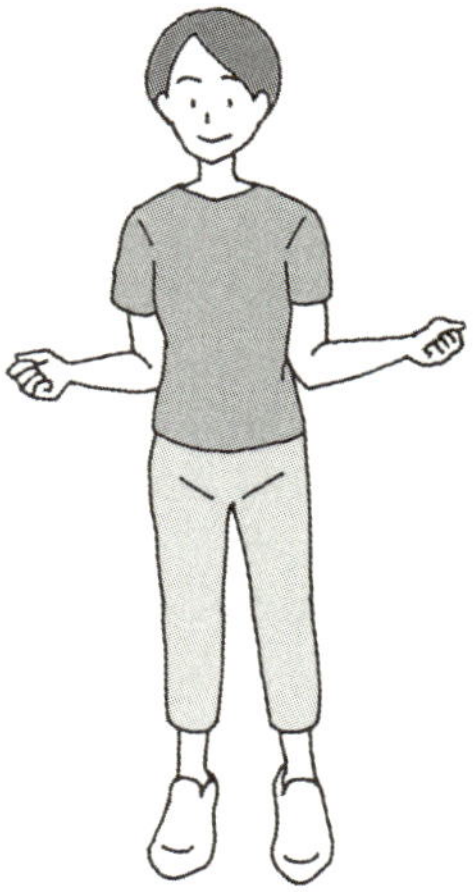

②　1秒間に2〜3回くらいの速さで、リズミカルにジャンプしてみましょう。

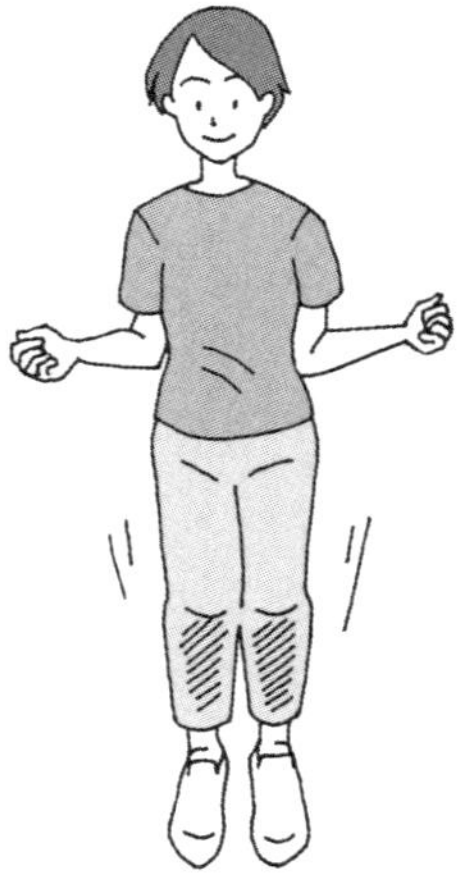

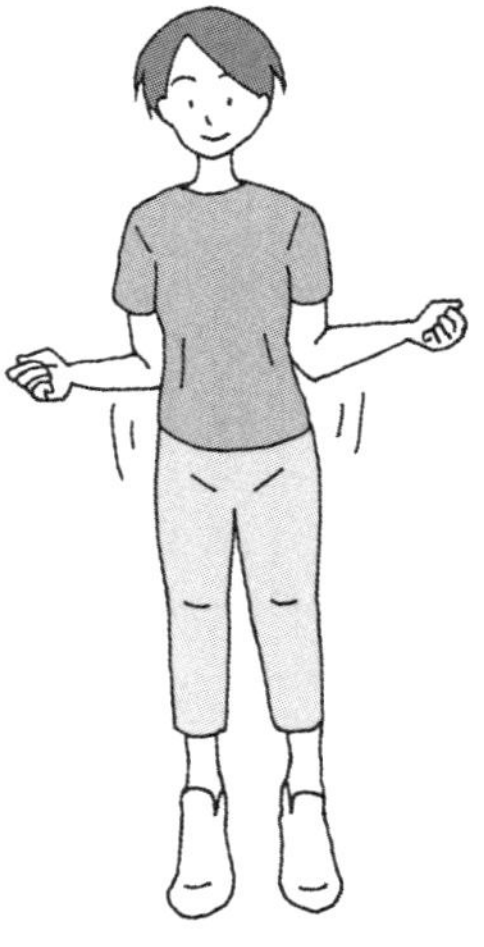

まずは10秒から。慣れてきたら20秒、30秒とやってみましょう。

《チェックポイント》

１　頭が骨盤より前に出ないようにする

２　膝を曲げたとき、曲げすぎず、膝がつま先より前に出ないようにする

３　背中が丸まらないよう姿勢に注意する

「軽ジャン」は、背骨を上下させることで、骨、筋肉、神経を同時に刺激して、筋緊張の緩和、血流を促進、神経の乱れを改善して、腰も楽になります。

また、全身運動となるので、腰痛だけでなく、肩こりや胃腸の調子がよくなったり、繰り返すことで姿勢の改善にもつながったりします。

エクササイズ2 背骨ゆらゆら体操

——背骨の左右運動

「背骨ゆらゆら体操」は、その名の通り背骨を左右にゆらゆら揺らす体操です。

背骨は一本の骨ではなく、骨と骨がいくつも連なっています。

その骨と骨の間には、椎間板と呼ばれるクッションの役割を持つ部分がありますが、ここが硬くなると背骨のしなりがなくなり、筋肉の緊張が起こり、血管や神経が圧迫され、さまざまな不調が起こります。

ゆらゆらと揺らすことで、椎間板の緊張をほぐします。

このエクササイズは、基本は座った状態で行います。

■背骨ゆらゆら体操（基本・座位）

https://youtu.be/QHjNLJOJmfA?si=FoX-ygS5jDFhmRUI

①あぐらの姿勢、または椅子やベッドに座ります。

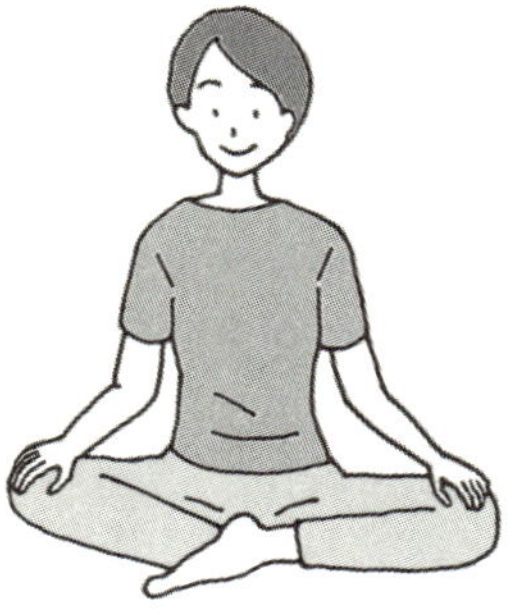

②右のおしりを軽く浮かし、右の骨盤を上げ、右肩を下げる。
※後ろから見たときに背骨が「Cの字」(猫背のように丸める)になるようにする。

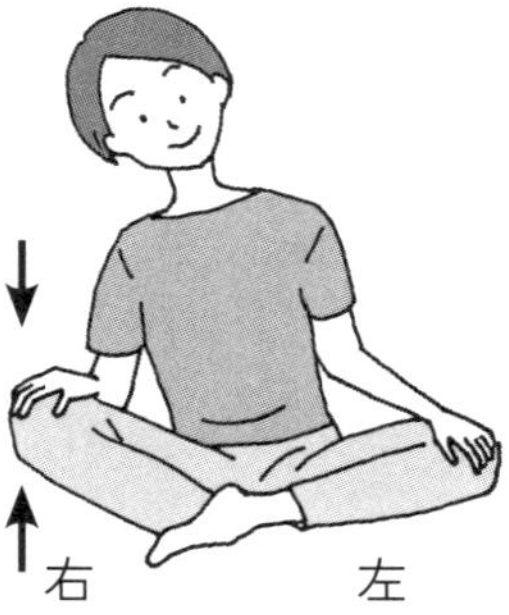

③次に、反対の左のおしりを軽く浮かし、左の骨盤を上げ、左肩を下げる。

これを交互に繰り返し、背骨を揺らします。１秒に１～２回くらいの速さでリズミカルに行いましょう。

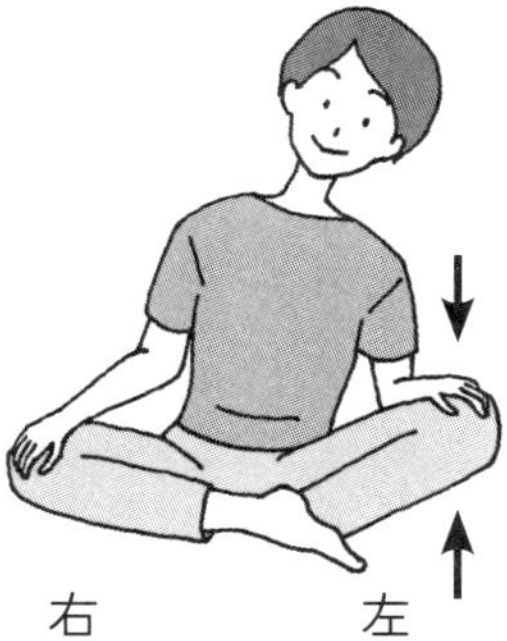

■背骨ゆらゆら体操（立位）

https://youtu.be/yTtEqpjIWg?si=cOffS-LM2NE64DCy

座位に慣れてきたら、立った状態で軽く足踏みをするように行います。

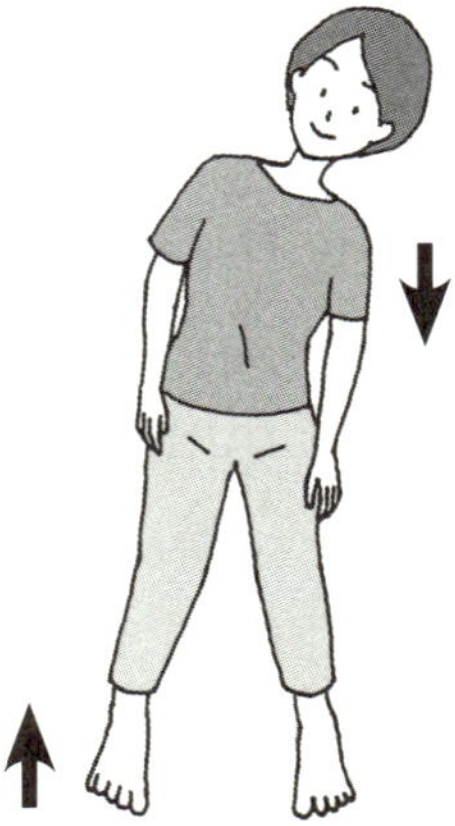

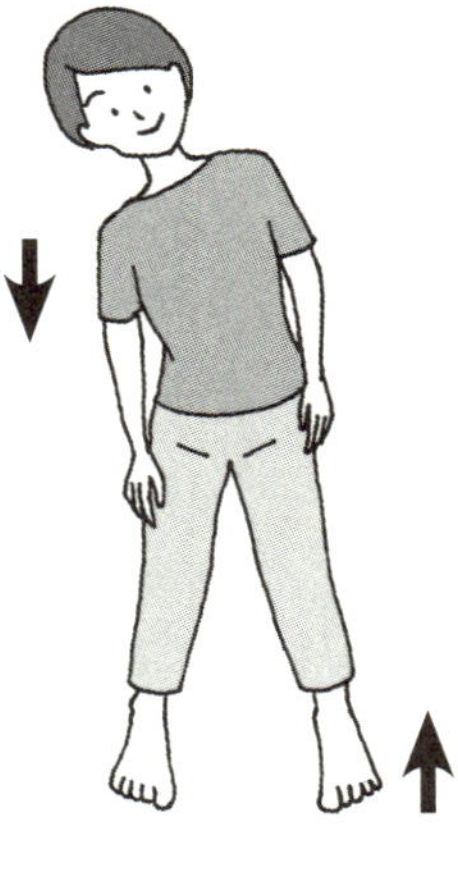

エクササイズ3 背骨ツイスト——背骨のねじり運動

「背骨ツイスト」は骨盤を固定し、字のごとく背骨をねじります。

■背骨ツイスト（座位）

https://youtu.be/wSas30OfwU0?si=cNy99-DwlJa_Sxam

①座ったままでも、立ったままでもかまいません。骨盤から下は固定させます。

②両手を腕組みして、肘を肩の高さまで持ち上げます。肘を左右に回し、

背骨をねじります。
このとき、骨盤も一緒に動かさないように気をつけましょう。

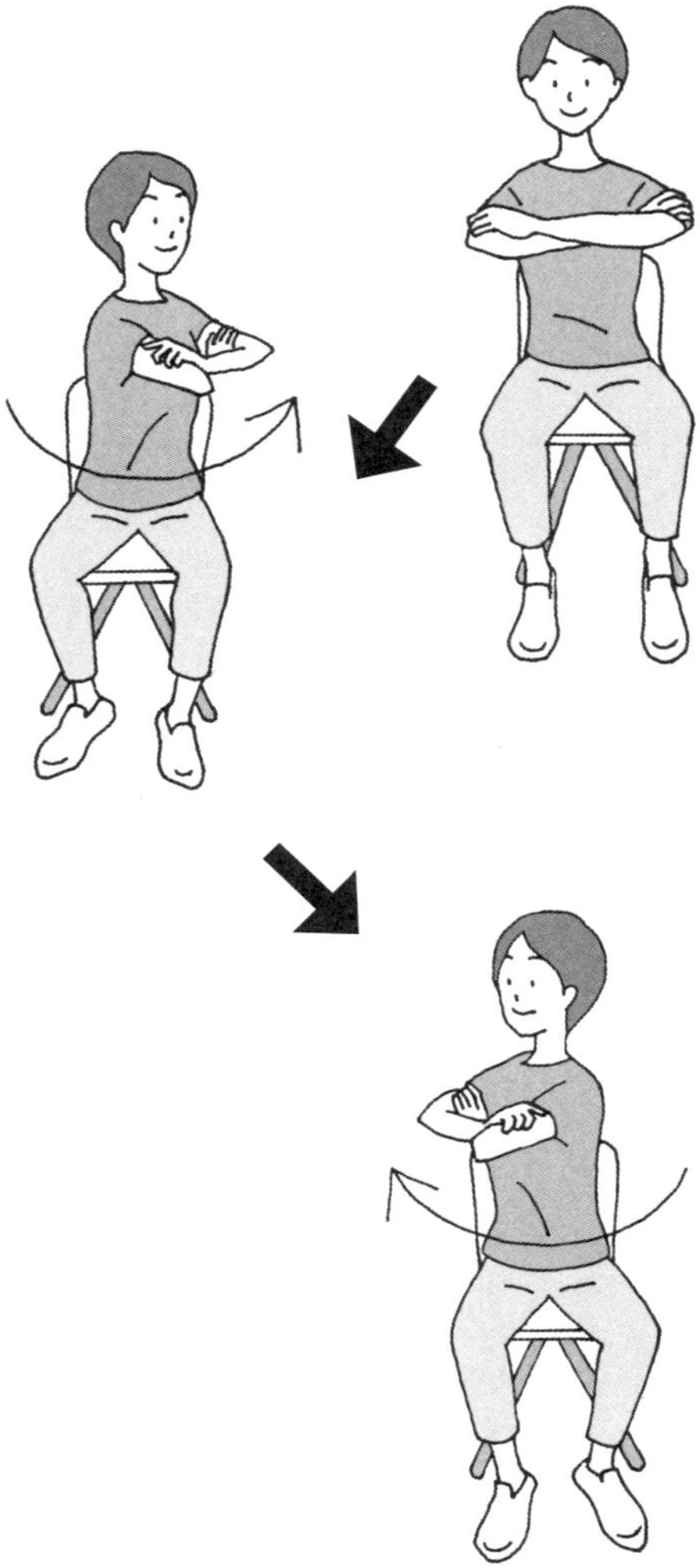

■背骨ツイスト（立位）

https://youtu.be/9aXL_N4GeIA?si=qHIErn83Q1-dy8Cv

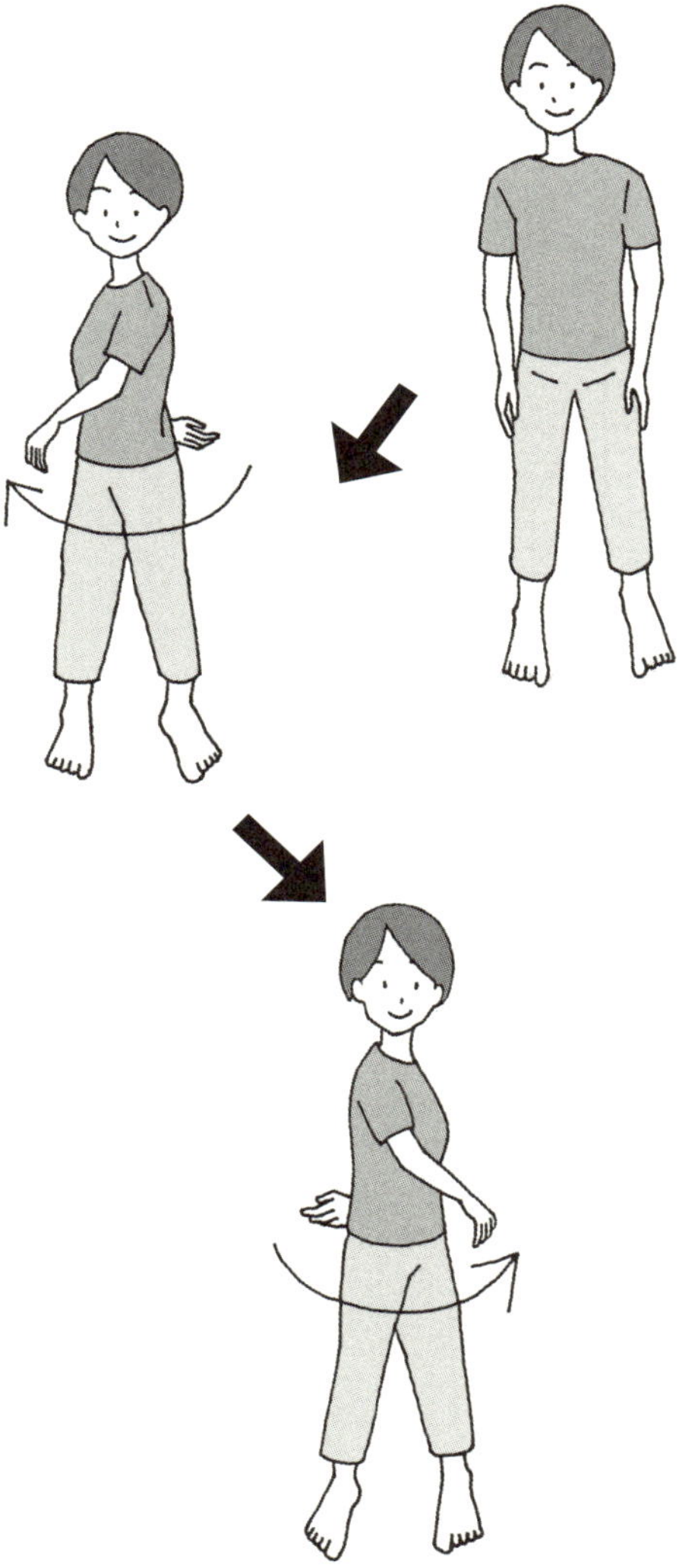

《チェックポイント》

慣れるまではゆっくりでかまいません。
慣れてきたらリズミカルに行います。
さらに慣れてきたら手を伸ばし、手を大きく振ると、ねじり運動が大きくなります。

エクササイズ４　肩甲骨バンザイ体操
――肩甲骨の上下運動

「肩甲骨バンザイ体操」は、肩甲骨を上下に動かす体操です。


普段の生活の中で、肘を肩より上に上げることはそうそうありません。

そのため、肩甲骨を動かす機会も少なく、肩甲骨の動きが悪くなることで、猫背にもなりやすく、腰の負担となります。

肩甲骨をしっかり動かし、腰の負担を減らしましょう。

■肩甲骨バンザイ体操

https://youtu.be/Fx4nfZ5L0Fo?si=RRcVL0LTbnhvRiyY

①バンザイします。

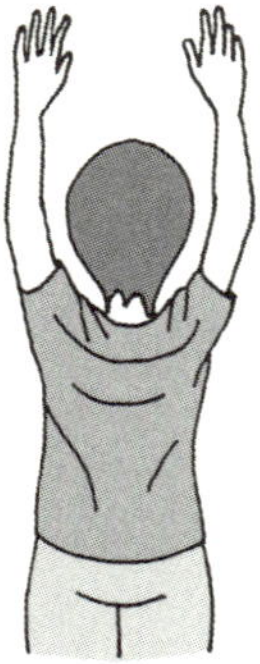

②肩甲骨の後ろに両肘を下ろします。

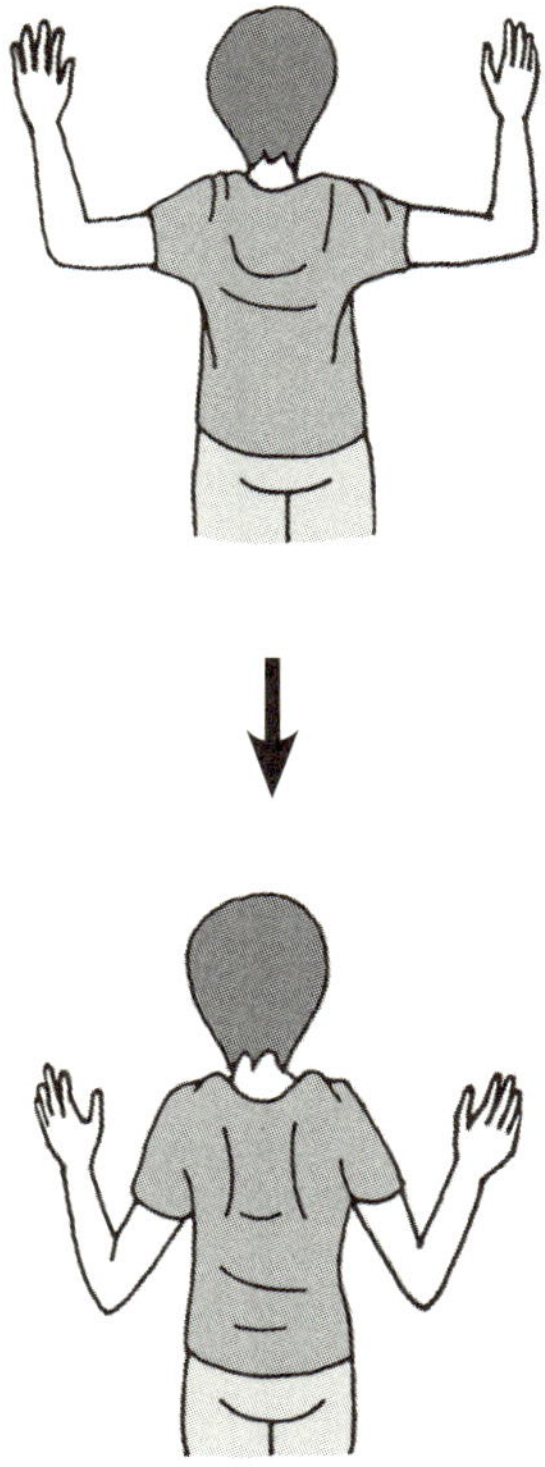

バンザイ、下ろす、バンザイ、下ろす、を10秒ほど繰り返します。

肘を下ろしたとき、胸を開き、肩甲骨の後ろで肘と肘をくっつけるような意識をするとより効果的です。

《チェックポイント》

タオルや棒を持って行うとやりやすくなります。

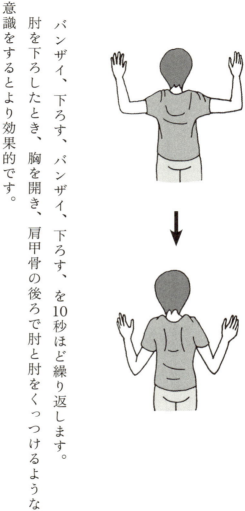

エクササイズ5　股関節伸ばし

「股関節伸ばし」は、股関節を伸ばし、硬くなった太ももの前側や腹筋を緩めます。

この体操は、基本は立った状態で行います。

■股関節伸ばし（立位）

https://youtu.be/iPTGrbmC-DY?si=mviuaFC4_Ry9MUQx

①椅子やテーブルにつかまって、反対側の足首を持ち、かかとをお尻につけるように膝を曲げます。

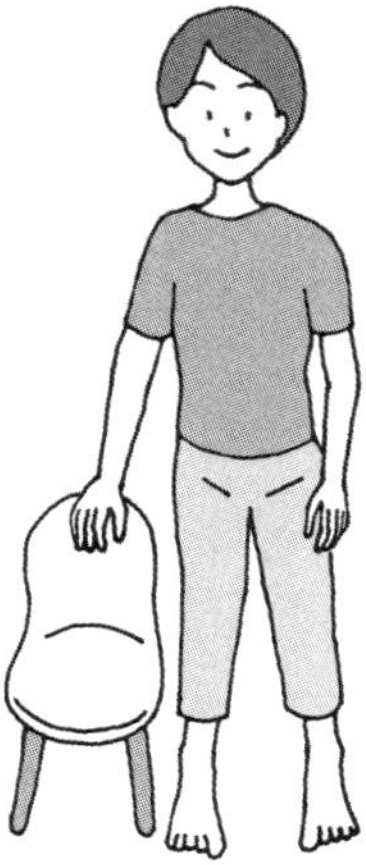

②股関節や太ももの前側を伸ばします。伸ばすというよりほぐすイメージで。寝ながら行ってもかまいません。

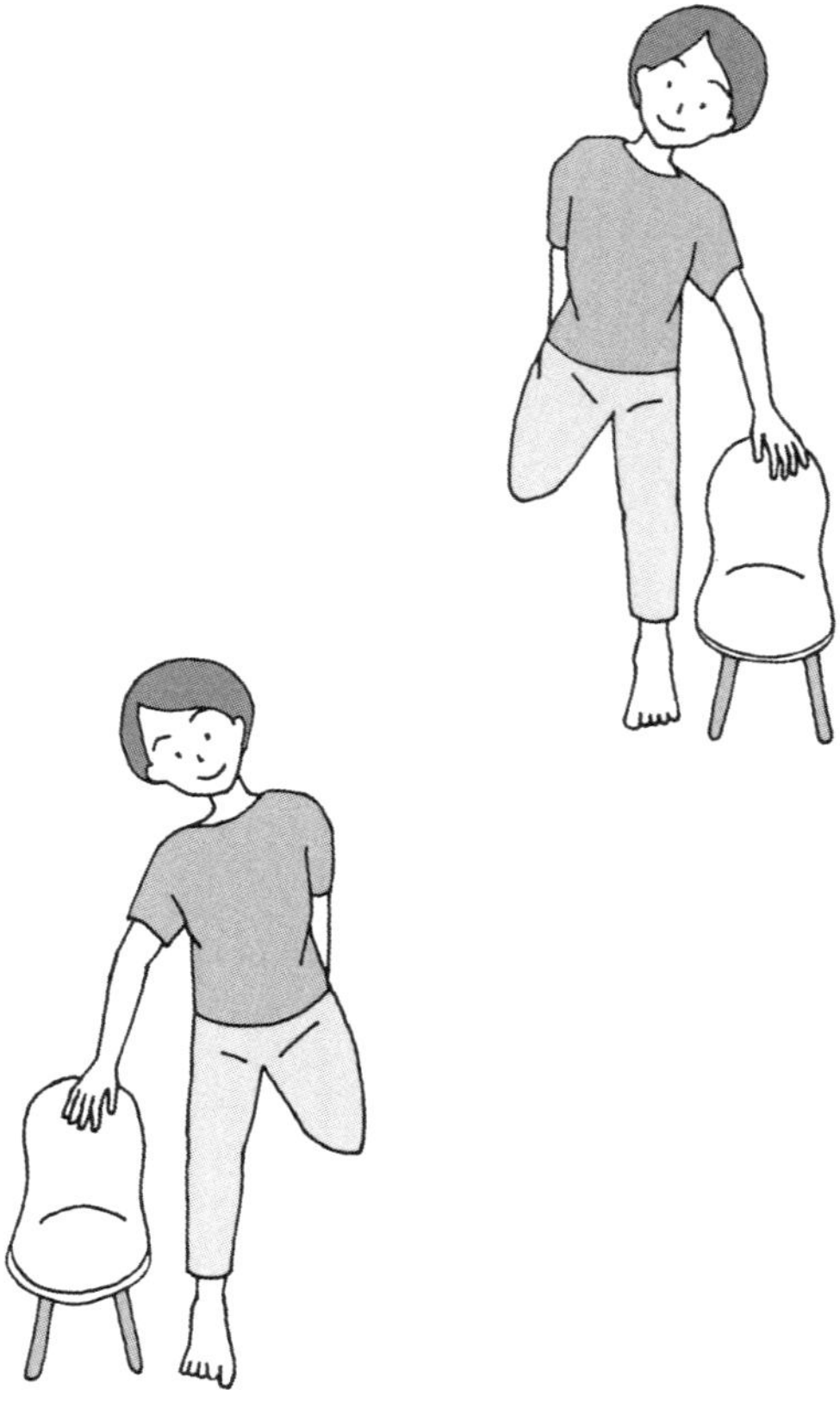

仕事中や電車で座っているときは、意識的に背筋を伸ばすだけでも効果的です。

１回５～10秒程度行ってください。

《チェックポイント》

股関節伸ばしは、股関節や腹筋はもちろんですが、骨盤のゆがみを矯正する働きもあります。

骨盤の傾きや動きは背骨の動きに影響します。

骨盤が前傾していないか、後傾していないか、変にねじれていないか、普段から意識することをおすすめいたします。

エクササイズ6　太もも裏伸ばし

「太もも裏伸ばし」は、太ももの裏を伸ばし、固まった筋肉をほぐします。座ったままでも、立った状態でも可能です。

■太もも裏伸ばし（座位）

https://youtu.be/wohd7FgloOk?si=AcEWpJ73XLfPqub6

座位では、片脚ずつ行うことをおすすめします。

①イラストのようにテーブルや台に座った姿勢で、まず片脚の膝を軽く

曲げ、かかとを床につける。次に、もう片方の脚のつま先を天井に向けます。

②お腹を太ももの前に当てるようにしながら、太ももの裏を伸ばすようにほぐしていきます。

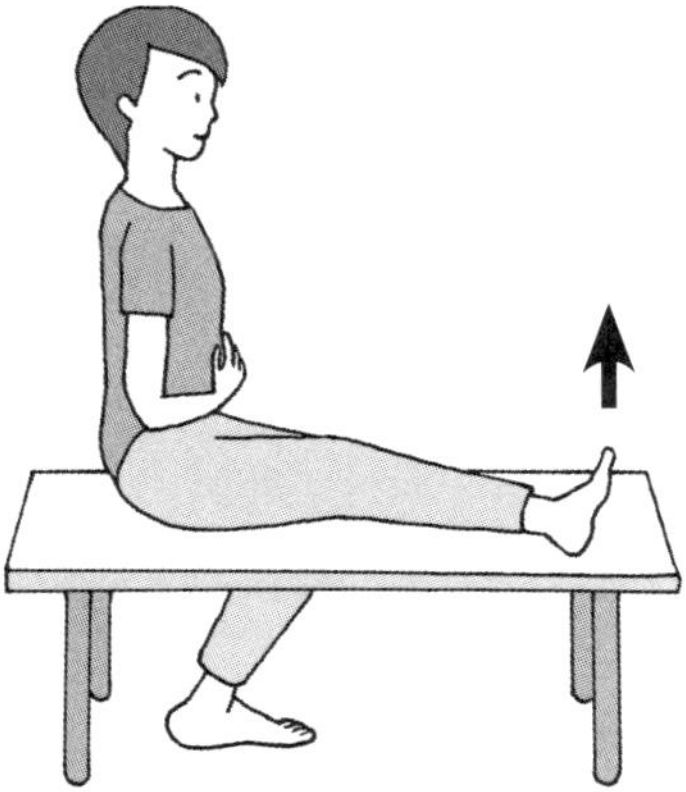

反対の脚も同じようにして、左右交互に5～10秒程度伸ばす、緩めるを

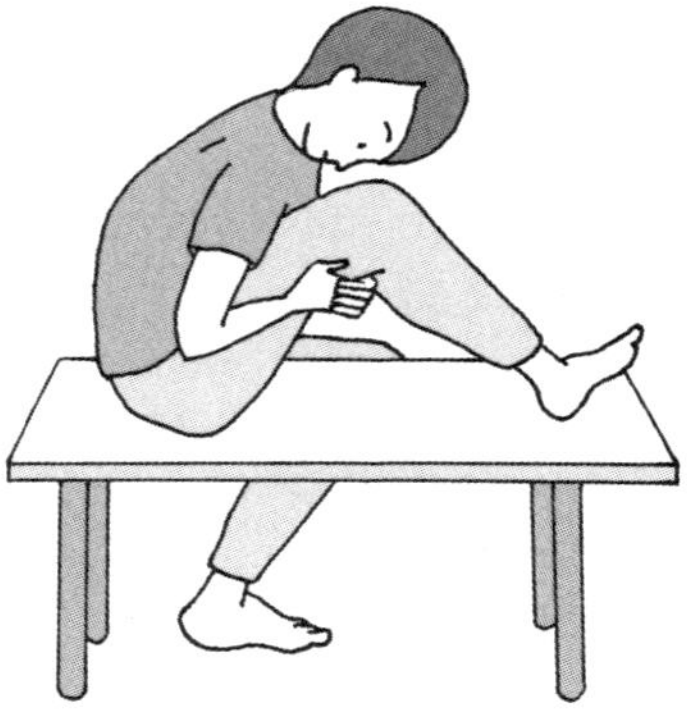

繰り返しながらほぐします。

《チェックポイント》

無理に伸ばそうとせず、ゆっくりと行います。
太ももの裏の筋肉の緊張が緩めば腰の負担が減り、腰痛改善となります。

■太もも裏伸ばし（立位）

https://youtu.be/rZwy2jn6SIQ?si=IKEL4bZoqk0TewXZ

立ったまま行う場合は、両脚同時に行います。

①立ったまま前屈運動をするとき、多くの方は膝をロックして行いますが、太ももの裏をしっかりほぐしたい場合は、膝を軽く曲げて行います。

②座位のときと同じで、太ももの前にお腹をつけるように行います。

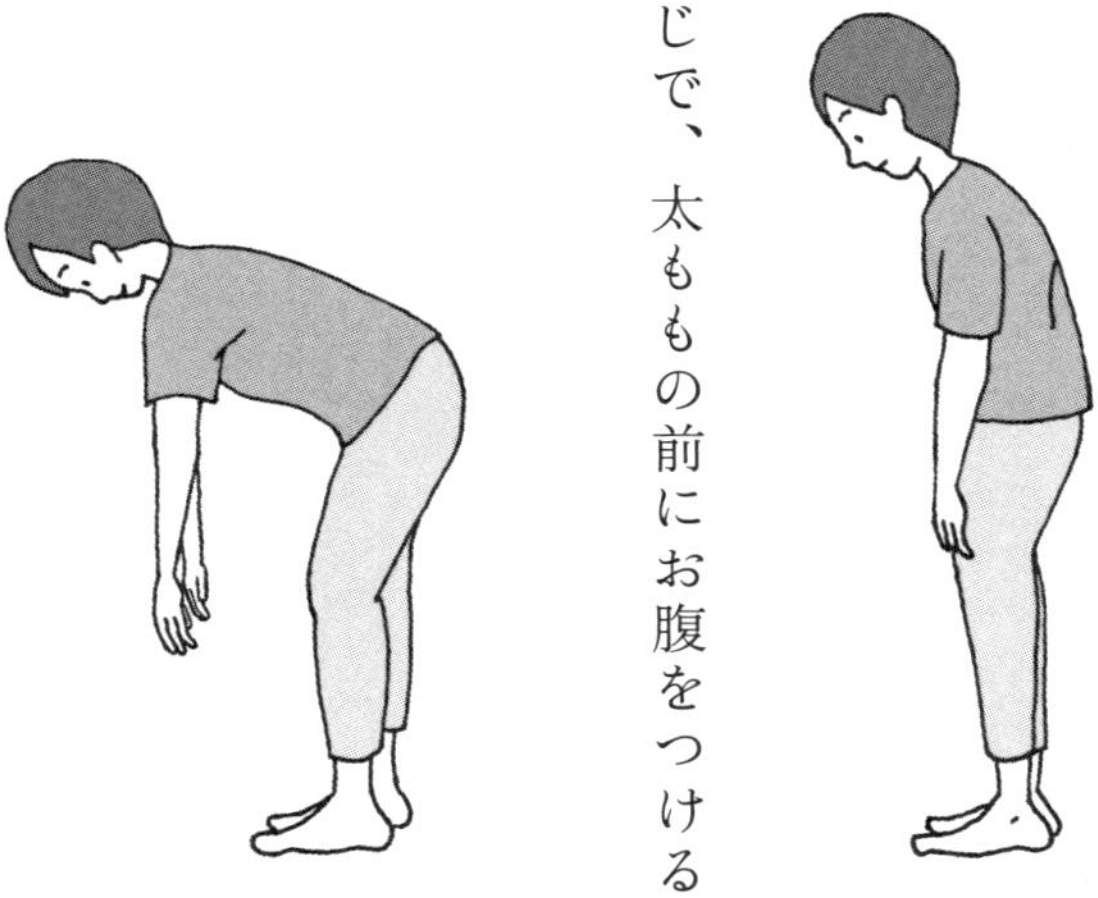

慣れてきたらお尻を落とし、スキージャンパーが飛ぶ直前のような姿勢で、太もも裏をしっかりほぐします。

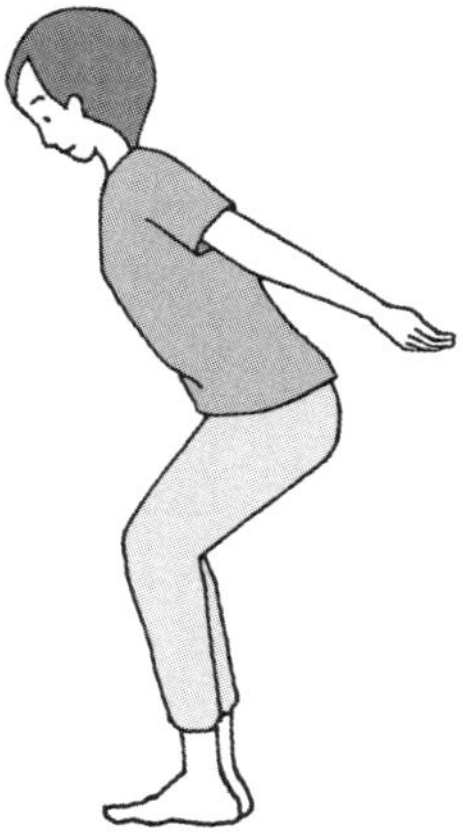

背筋を伸ばすとき、おしりを締めるように行えば、ヒップアップにも効果的です。

１回５〜10秒程度行ってください。

■太もも裏伸ばし（ソフトボール）

https://youtu.be/jBOos8Yiu0w?si=h93aaWl3_pM2HYu8

①座った姿勢で、まず片方の脚の太もも裏の硬い部分にソフトボールを置き、ソフトボールに体重をかけます。

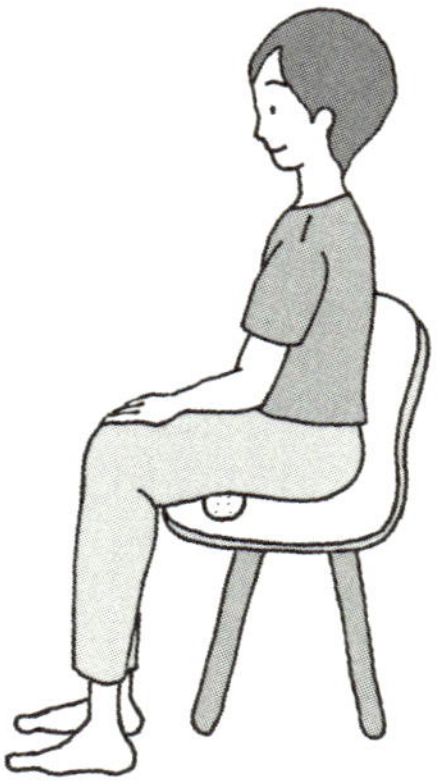

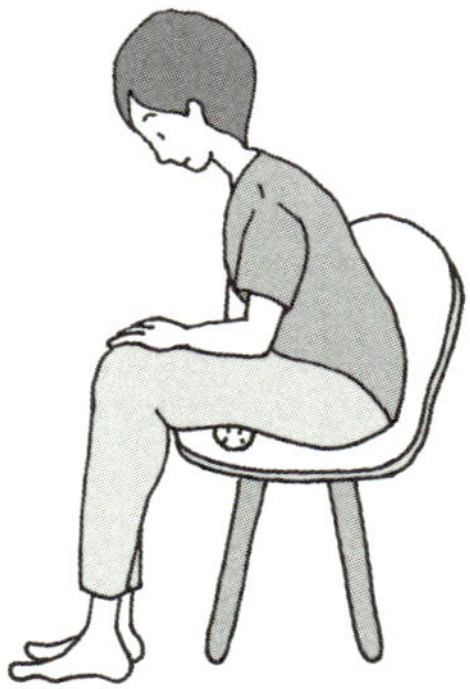

②少し体重をかけるくらい。2〜3秒で一度ゆるめて、もう一度体重をかけます。場所をずらしながら、硬いところをほぐすイメージで行います。片脚10秒ほど行ってください。片脚ずつ左右行います。

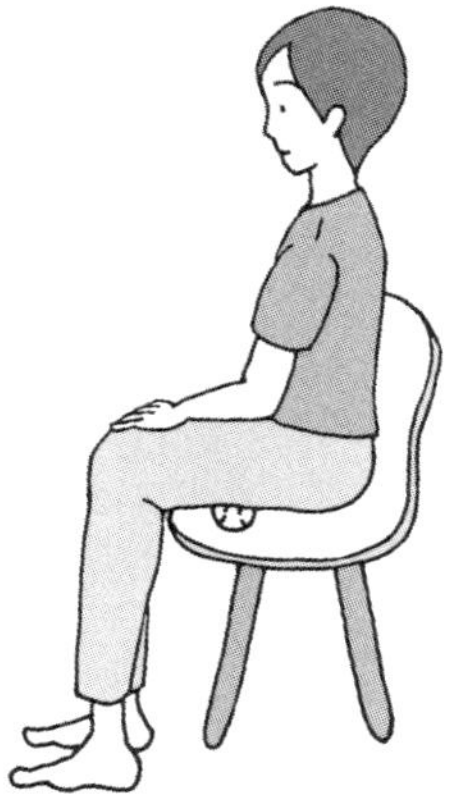

エクササイズ7　足の甲伸ばし

「足の甲伸ばし」は、足の甲を伸ばします。

立った状態でも座ったままでもできるので、デスクワークをしながらでもすることが可能です。

また、旅行などで長時間歩きっぱなしのときも、休憩ついでにやることをおすすめします。

■足の甲伸ばし

https://youtu.be/Q1fwXBgEJ-M?si=3DRfihZ96U2uAA9l

片足ずつ、左右行います。

①足の指を使ってじゃんけんのグーの形をつくります。

②足の指を地面（床）につけ、足首の甲を伸ばします。

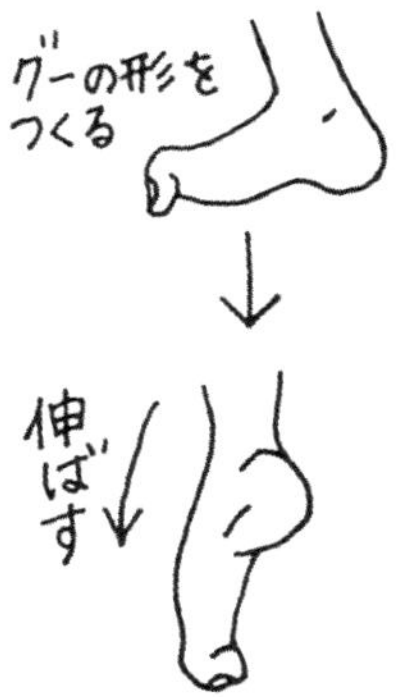

指を地面（床）につけたり、離したりしながら、伸ばす、緩めるを５～10秒ほど繰り返します。

テーブルや椅子の脚が傾いていればガタガタするように、足首がゆがんでいたら体もガタガタします。しかし、足首がゆがんでいたとしても、一見して体が揺れているとわかる人はそういないと思います。

なぜなら、人間の場合、体の傾きを脳が察知し、体の揺れを自動的に制御してくれているのです。

つまり、脳が揺れないように制御しているということは、体が揺れないように筋肉が緊張して体を支えているということであり、筋肉に余計な力がかかっているということです。

この余計な筋肉の緊張が、体のさまざまな場所で起こり、腰痛の原因となるのです。余計な力がかかり体が緊張しないようにするためには、足首の硬さを取り、足首を安定させる必要があります。

足の甲伸ばしは、立って行うと、足首だけでなく、脚のすね、太ももの前側、股関節まで伸ばすことが可能になります。

長時間立ちっぱなし、歩きっぱなしのときはどこかにつかまり、伸ばすことで腰痛予防となりますので、積極的に取り入れてみてください。

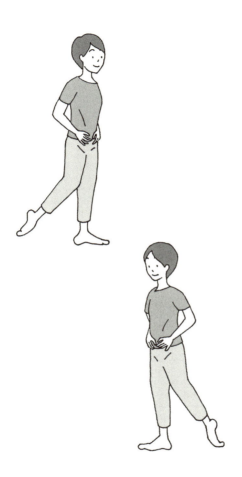

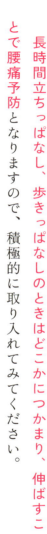

立って足の甲を伸ばすときは、足首から足の甲にかけて、地面（床）にゆっくりと体重をかけるようにして、足の甲が十分に伸びていることを意識します。

腰痛が起きないよう予防するコツ

大切なことなので何度もお伝えします。

疲労とは、「腰痛の原因は疲労の蓄積」です。筋肉の過緊張（いわゆるこり）、骨格のゆがみ、神経や血流不足、精神的ストレスなどを指します。

そして、その疲労は日頃の生活習慣の積み重ねです。

ですから、腰痛が起きないようにするには、腰痛の原因となる悪い習慣を少しでも断ち、いい習慣を一つでも多くすることです。

「そんなことはわかっているよ」「わかっていてもできないんだよ」、そんな声が聞こえてきそうですね。

事実、私の治療院や同業の先生のところには、腰が痛くなってから駆け込んでくる方、痛くなくなったら来なくなる方がたくさんいらっしゃいます。

治療に来た方には、腰痛の原因は日頃の生活習慣による疲労の蓄積であり、改善するためには悪い習慣を断つ、いい習慣をする、自分でできないことは治療院にお越しいただくなど、お話ししていますが、実践する方はごく一部です。


なぜあれだけつらい思いをしたにも関わらず、実行できないのか。

それは、この章の冒頭でもお話ししたように、皆さんそれぞれ忙しく、痛かったことを忘れてしまうのです。

「忙しい」とは「心」を「亡くす」と書きます。目の前のやるべきことに追われ、本来やるべきことが見えなくなってしまうのです。

「自分はなんで忘れっぽいんだ」「自分はなんてダメなんだ」と思った方もご安心ください。「忘れる」というのは人間の持つ立派な能力です。

なぜなら、つらいことをいつまでも忘れずにいたら、いつまでもつらいままでですから。

ただ、やはり忘れていいことと、忘れないほうがいいことがあります。

では、忘れないためにどうすればいいのでしょうか。

それは**反復して覚える**こと。

そして、**思い出すきっかけを増やす**ことです。

簡単にいえば、1個の目覚まし時計で起きられないのなら、たくさんの目覚まし時計を使って、実際に起きる時間にアラームを鳴らす。

覚えられないのなら、冷蔵庫、玄関の目が行くところ、部屋の入り口の電気スイッチの横など、日頃よく目が行くところに忘れてはいけないことを書いて貼りつけるのもおすすめです。

それでも、なかなか腰痛が改善しないときは

それでも、なかなか腰痛の痛みが取れないという方は、エクササイズをたまに

しかやらないか、本書を読んで満足して何もしていないか、それとも、やり方が間違っているかのいずれかです。

腰痛を改善する方法は、いくつもあることは確かです。しかし、もっとも効果的に腰痛を改善するのが、本書でご紹介した７つのエクササイズです。

そして、これらのエクササイズをすると同時に、今の自分の状態を知ることが大事です。

腰痛は、さまざまな原因が混在していることがほとんどです。

それは肉体的なことだけではなく、生活習慣や精神的、心理的なことも含めてです。

自分でパッと思い当たることはもちろんですが、自分ではまったく想像していないことが原因になっているかもしれません。

そして、その原因は自分の気がつかないところで日々変化しています。

まずは、ほんのわずかな体の変化に気づき、自分自身を知る喜びを感じたら、それは腰痛がよくなる1歩を進んだということです。

1日10秒の習慣を身につけられれば一番いいのですが、そのためにまず、いつも「これは腰に悪いな!」「これをやったら腰にいいな!」と考えることです。

チャンスはたくさん転がっていますので、ぜひ意識してみてください。

コラム④

「コルセット」の有効的な使い方

腰痛の方によく聞かれるのが、「普段からコルセットはしたほうがいいですか？」という質問です。

結論からいうと、痛みがあり、仕事や日常生活に支障があるのであれば使ってもかまいません。

ただ、痛みが引いた後も不安感から使用を続ける方がいますが、これは避けたほうがいいです。

コルセットは骨盤を安定させ、痛めている筋肉をサポートしてくれています。

痛みのあるときはコルセットが筋肉の代わりになるので、痛みを軽減することができますが、多用してしまうと使うはずの筋肉が使われないため、筋肉は弱ってしまい、結果的には治るのが遅くなってしまいます。

腰痛のときは「安静に」と言われることが多いと思います。

確かに痛みが強いときは無理に動かさないほうがいいですが、筋肉は可能な限り動かしてください。

筋肉は使うことにより成長または維持できますが、使わないと硬くなったり、衰えたりしてしまいます。

また、筋肉は動かすことにより血流がよくなり、治癒力も上がりますが、使わないと血流は停滞し、体温も下がり、治癒力は低下してしまいます。

さらに、「じっとしていても痛い、どの方向に動かしても痛いなら、安静にする、コルセットを使う」でかまいません。

しかし、「痛い動きと痛くない動きがあるなら、痛い動きはせず、痛くない動きをなるべくする」ようにしましょう。

たとえば、前屈が痛いなら、後屈をする。右に回旋すると痛いなら、左に回旋する。

また、動かすとき、痛い箇所を手で支えながら行い、そのとき手で押さえれば痛い方向にも動かせるなら、動かしてかまいません。

第４章

「ギックリ腰」の痛みがみるみる消える！７つの特効ツボ

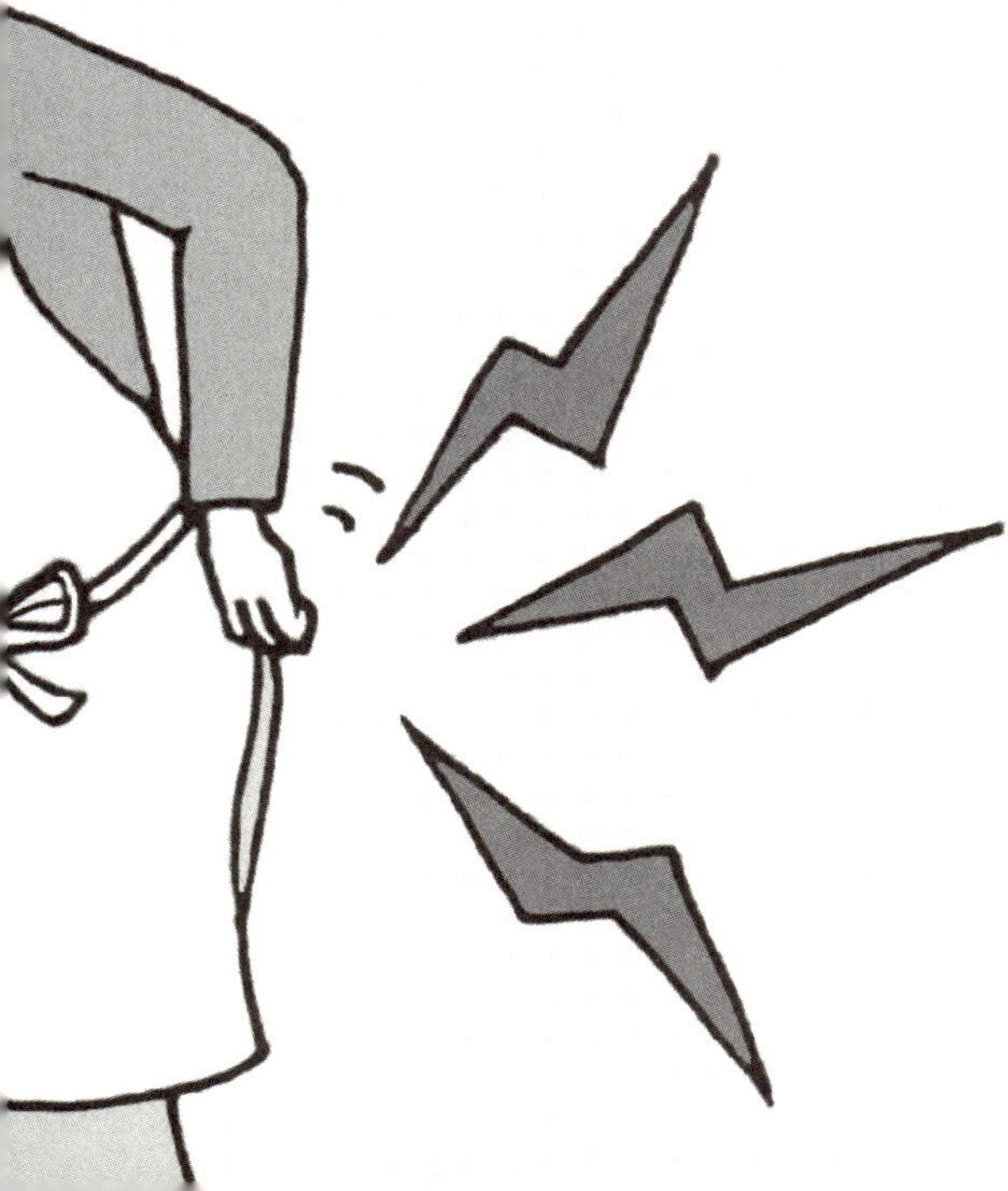

「ギックリ腰」はこうして起こる!

慢性的に腰の痛みに悩む方が多い一方で、突然腰が痛くなり、動けなくなる「ギックリ腰」になった方も多いと思います。

この章では、そんな予期せぬ「ギックリ腰」になったときの対処法についてお話ししたいと思います。

慢性的に腰が痛い「慢性腰痛」に対し、急激に起こる腰痛を「急性腰痛」といいます。いわゆる「ギックリ腰」です。

ヨーロッパでは「魔女の一撃」とも呼ばれ、ひどいと寝返りもできず、トイレにも行けません。

慢性的に腰の痛い人が急激な激痛に襲われることもありますが、普段なんともない人でもなりうる可能性があります。

ではなぜ、ギックリ腰は起こるのでしょうか。

一言でいえば、「満身創痍」です。つまり、「全身が傷だらけ」なのです。

何度もお話ししているとおり、腰痛は腰だけが悪いわけではなく、全身にあるあちこちの疲労の蓄積によって起こります。

全身に疲労を蓄積させる容器があるとするならば、ちょっとずついろんなところにためていき、もうどこにもしまうところがなくなったとき、もう逃げ場がなくなったときにギックリ腰は起こります。

風船を膨らまし、ゴムの限界に達したときに破裂するような状態です。

「ギックリ腰になったから治療してほしい」と連絡があり、家から治療院まで来られるならまだマシで、本当につらい人は身動きが取れないので、「家まで来てほしい」とご自宅まで伺うこともしばしばあります。

なぜ、ギックリ腰になるまで気がつかないのでしょうか。

それは、「自分が疲れていることに気づいていない」ことがあげられます。

「私は肩こりを知らない」「腰痛になったことがない」「どこも悪くない」「病院に行ったことがない」などと言っている方の体を触らせていただくと、体はガチガチに固まっていることはよくあります。

ある意味痛みに強く、丈夫ともいえますが、そのため気づかず、体の限界を超えるまで疲れをため込んでしまうのです。

使っていない部屋にもほこりがたまるように、疲れがたまらない人などいません。

治療家の立場から言わせてもらうなら、痛かろうが痛くなかろうが、疲れていようが、疲れていなかろうが、定期的に点検をして、なるべく早く疲労を除去してほしいものです。

とはいえ、なってしまったものは仕方がありません。

早くなんとかしてほしいと思うところです。病院や治療院に早く駆け込みたいところですが、少しでもなんとかしたい症状だと思います。

そこで、この章では、「ギックリ腰になったときに使える特効ツボ」をご紹介いたします。

体には３６０余りのツボがありますが、その中でもギックリ腰に効くツボを７つ厳選しました。

どれも自分で押せるものを選んでいますので、親指や中指など押しやすい指の腹で３〜５秒ゆっくり押してください。

通常は強すぎず、弱すぎず、心地よい程度が望ましいですが、ギックリ腰の場合は少々強めでもかまいません。

まずは、特効ツボ・ベスト３をやってください。

この３つのツボでかなりギックリ腰が楽になるはずです。

もし、あまり楽にならない場合は、残りの４つのツボを試してみてください。

しかし、ここでご紹介するツボはあくまでギックリ腰になったときの応急処置として使い、早めに病院や治療院などの専門家にご相談ください。

また、このギックリ腰に効くツボは、慢性腰痛にも効果的ですし、腰痛がなくても健康診断として押してみるのもありです。

疲れがなければ痛くも気持ちよくもなく、何も感じません。

痛いのはもちろんですが、**気持ちいいと感じるのも疲れがある証拠**です。

ツボの位置を指幅で表す場合、自分の指幅を基準にします。

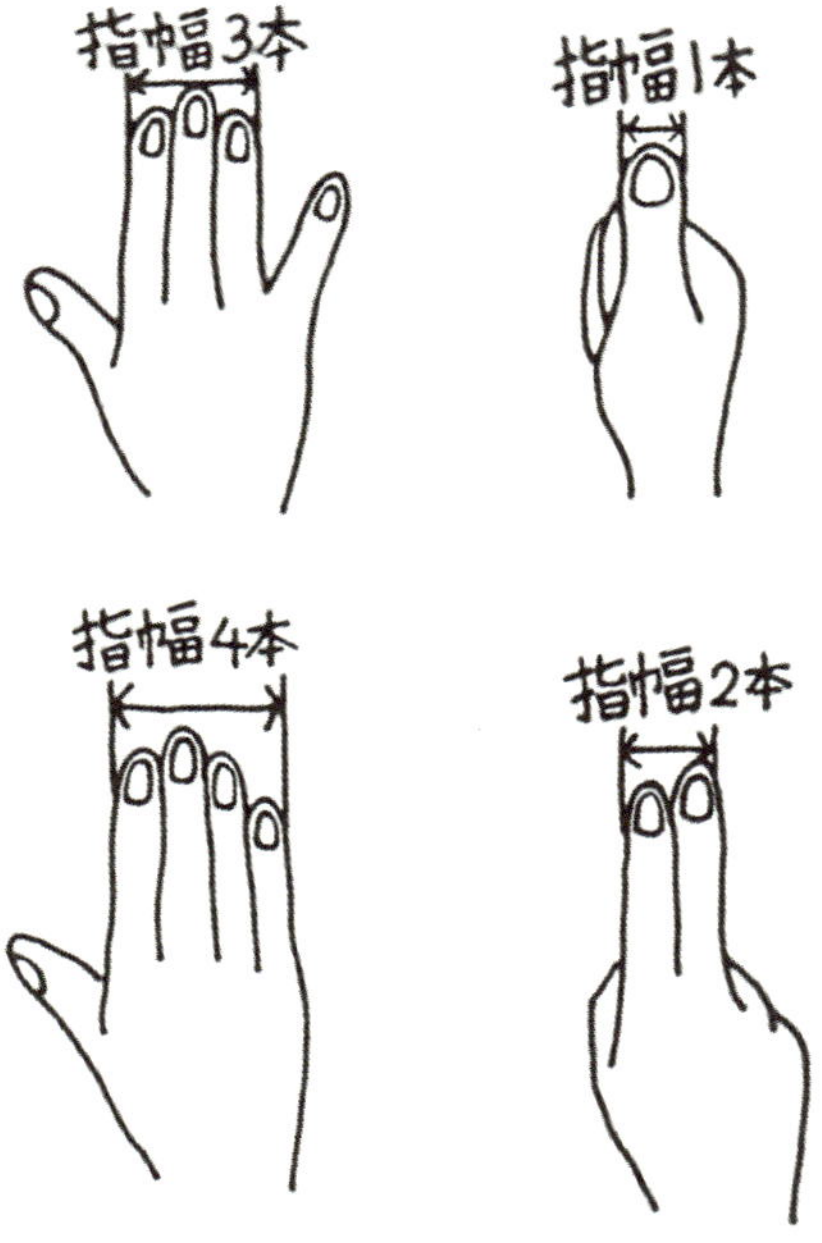

場所はあくまで目安です。周辺を探って、気持ちいい、または痛いけど効くところがあなたにとってのツボになります。

ギックリ腰に効く７つの特効ツボ

特効ツボ1 ——手の甲（腰腿点《ようたいてん》）

人差し指と中指、薬指と小指の骨の付け根の間にあります。
ギックリ腰のとき、まずやっていただきたいのがこの腰腿点です。
ギックリ腰の患者さんが来たとき、真っ先に使うツボです。
場合によっては診察室に入る前、待合室で押してあげると、その場でスーッと痛みが引くこともあります。それだけ即効性があるツボです。
まずは痛い側の手に反対側の親指で強めに圧をかけてみましょう。
落ち着いたら反対側も行います。

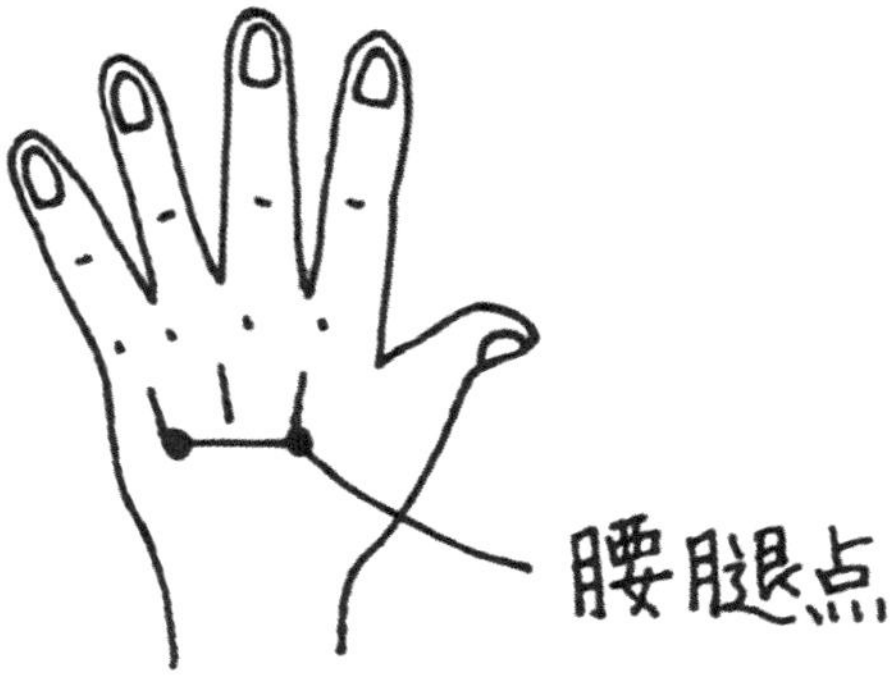

特効ツボ2 ―― 膝裏（委中《いちゅう》）

次に押していただきたいのが、膝裏にある委中です。

膝の後ろにある、曲げじわのちょうど真ん中にあります。

手を膝裏に入れて、人差し指や中指でぐりぐりします。椅子に座るとやりやすいと思います。

【その他効能】足の筋肉痛、膝痛など
【併せてやりたいツボ】承扶、殷門、承山など

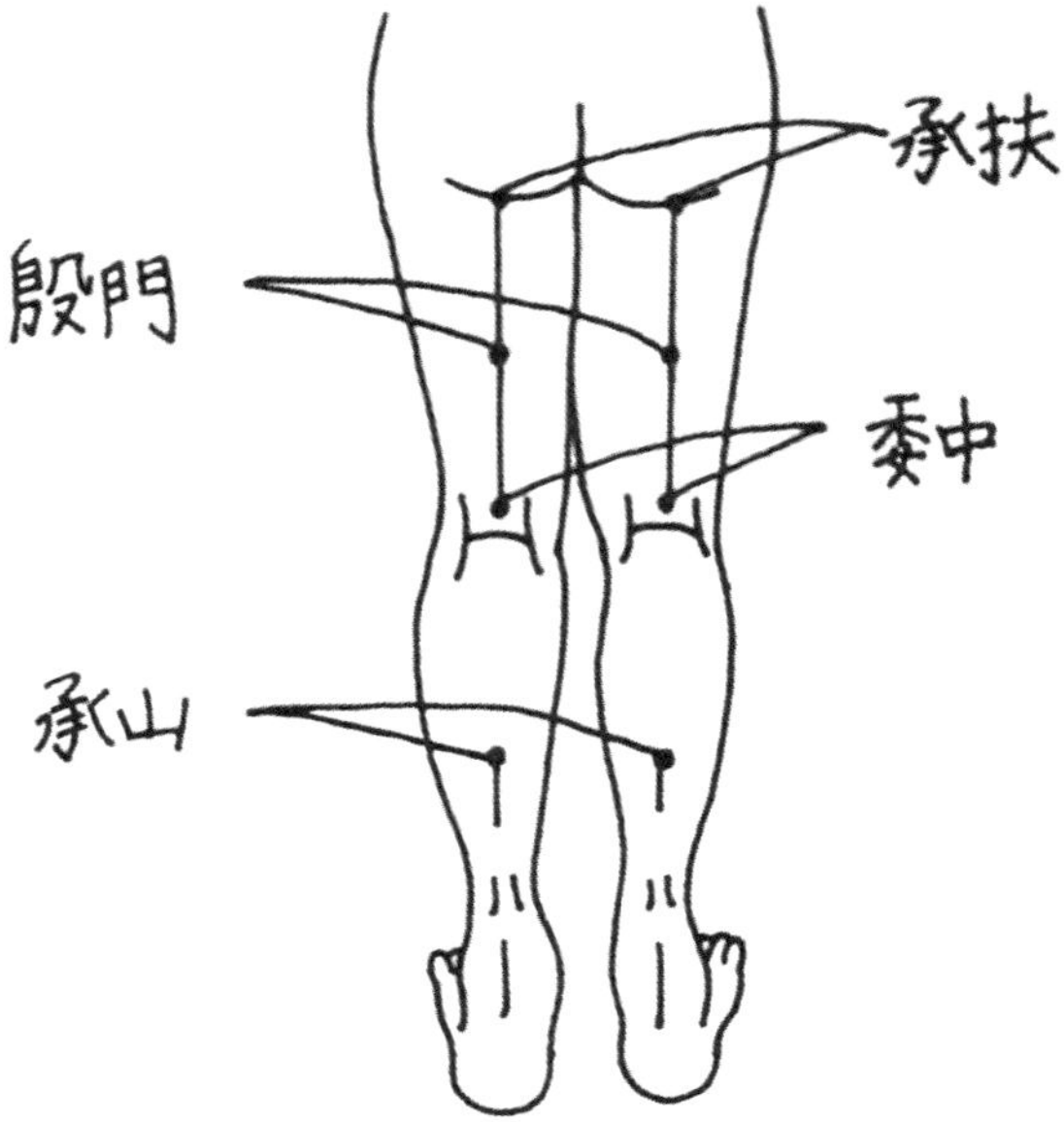
承扶
殷門
委中
承山

特効ツボ３――足首（解《かい》谿《けい》）

委中とセットでやりたいのが解谿です。
足首の前面、ほぼ中央のくぼんだところにあります。
片足を立膝にして、人差し指や中指でぐりぐりします。

【その他効能】坐骨神経痛など
【併せてやりたいツボ】足三里、三陰交など

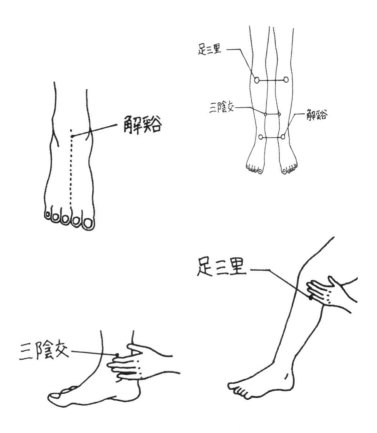

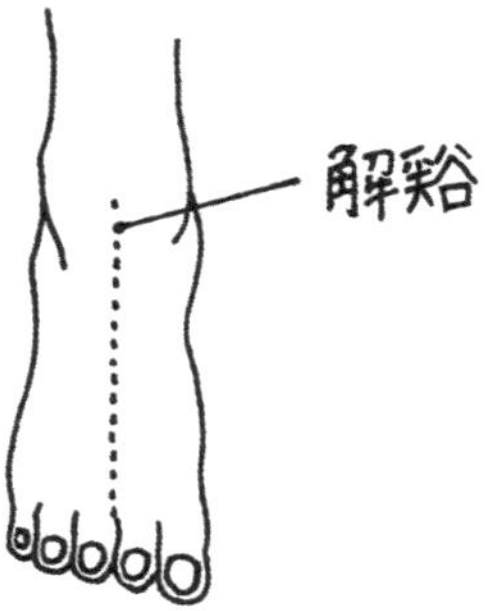
解谿

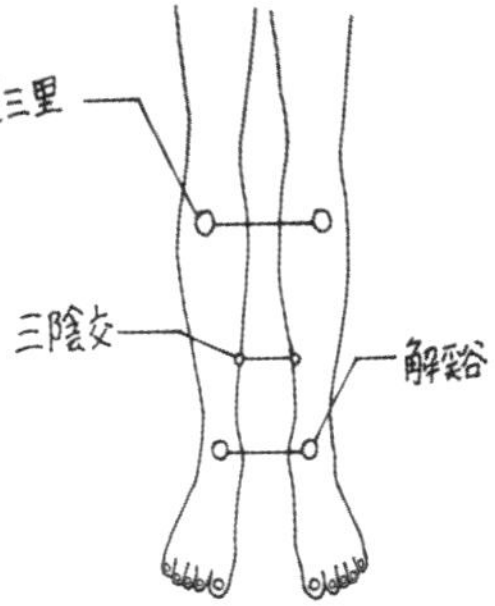
足三里
三陰交
解谿

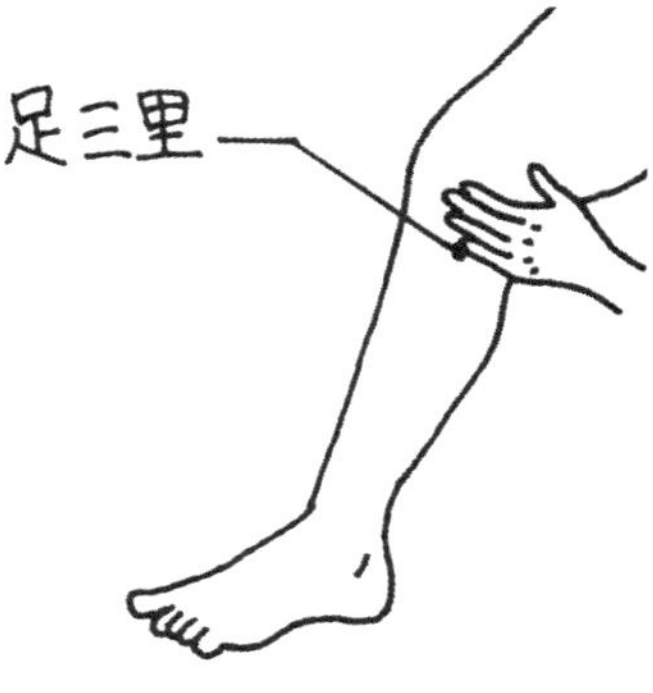
足三里

三陰交

ギックリ腰に効くツボ、ベスト３の効果が薄れてきたと思ったら、次の４つのツボも試しにやってみてください。

特効ツボ４——足の甲（足臨泣《あしりんきゅう》）

足の薬指と小指の付け根の２本の骨の間にあります。

前述した３つのツボ、腰腿点、委中、解谿だけでもギックリ腰の痛みを取る効果は十分に表れると思います。

しかし、そんな簡単にいかないのがギックリ腰です。

ギックリ腰に効く基本の３つのツボの効果が薄れてきたと思ったら、足臨泣を使ってみましょう。

場合によっては、隣のツボのほうが効くこともあります（今回の場合は、地五会）など）。

ツボの位置にとらわれず、イラストの周辺を探り、自分が一番効くと思ったところを重点的に押してみましょう。

【その他効果】坐骨神経痛、足のしびれ、偏頭痛など

【併せてやりたいツボ】地五会など

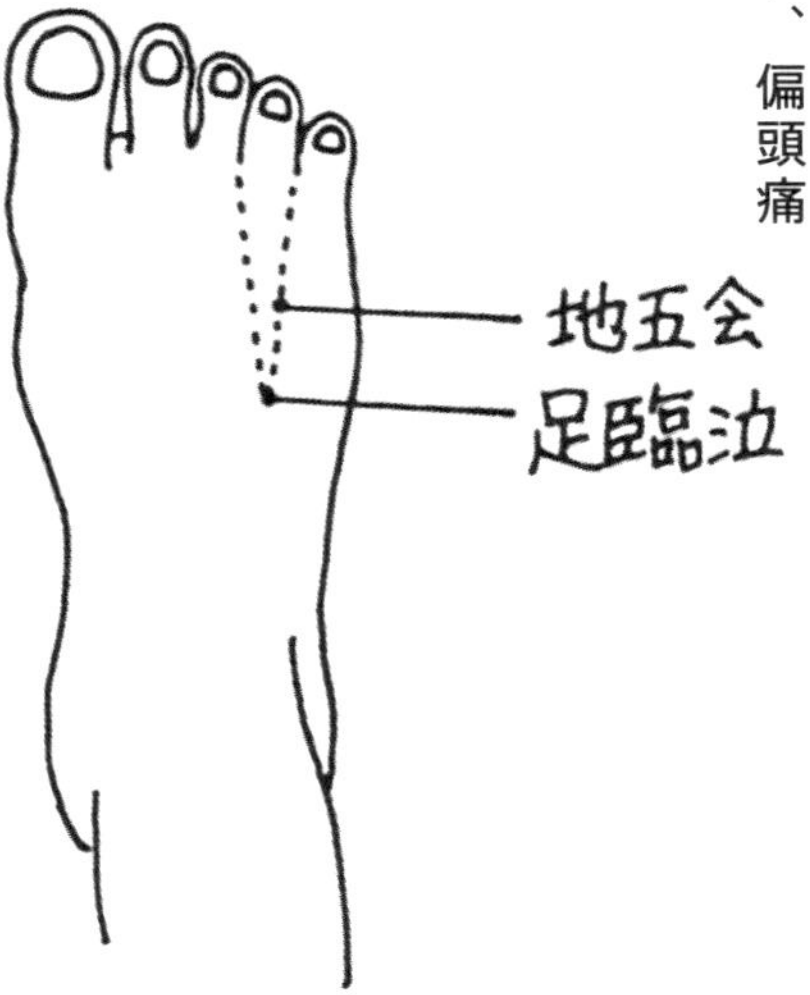

特効ツボ5――頭部（百会《ひゃくえ》）

頭のてっぺん、左右の耳尖を結んだ線と正中線の交わるところにあるのが百会です。

人差し指や中指のどちらでもかまいませんし、ちょっと強めにしたい場合は、手をグーにし、親指の第二関節で押してみましょう。

百会を中心に、前後・左右・斜めなど頭にはたくさんツボがあります。

ツボの名前を気にせず、いろいろ探ってみてください。

痛気持ちいい場所が、あなたにとってのベストなツボとなります。

【その他効果】 気の流れを整える、便秘など

【併せてやりたいツボ】 前頂、後頂、角孫、頭維、玉沈など

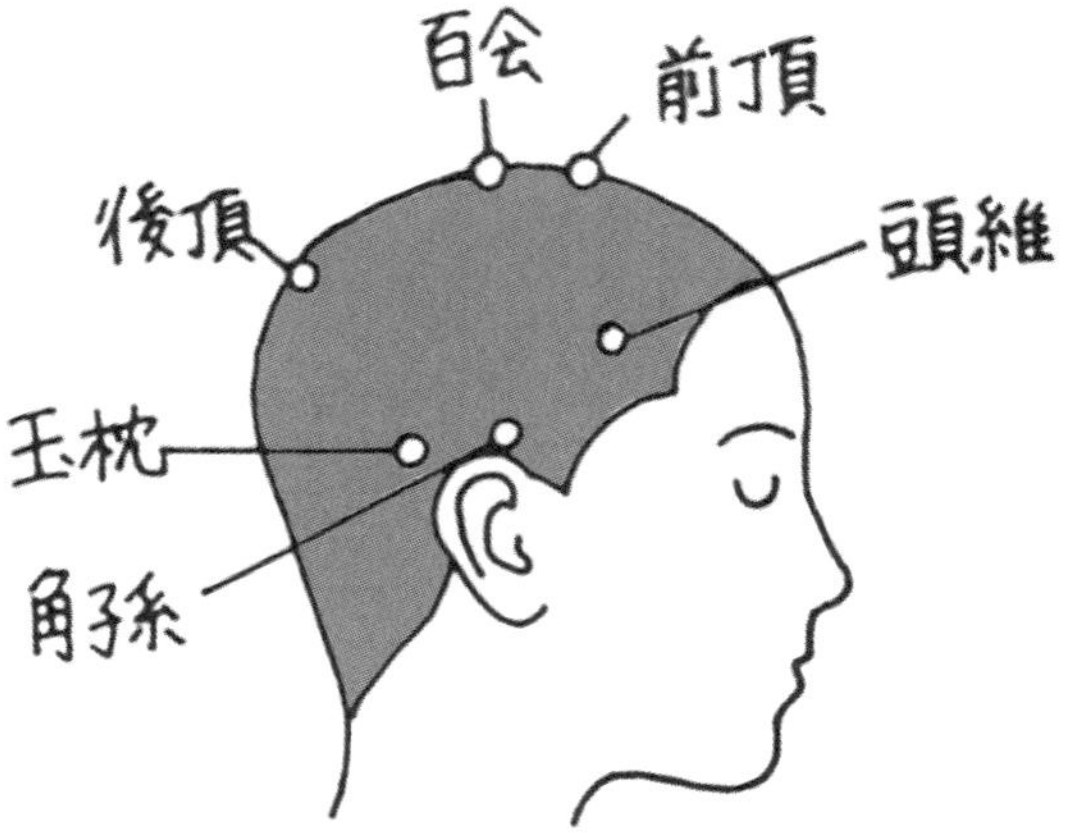
百会
前頂
後頂
頭維
玉枕
角孫

特効ツボ6 ── 腹部（中脘《ちゅうかん》）

鳩尾《みぞおち》とへその真ん中にあります。

腰痛は内臓や腹筋が原因でなっている場合も少なくありません。

腰をいくら治療してもよくならなかった方が、お腹の治療をしたら、スーッと痛みが引いたなんてことはよくあります。

お腹でまず押したいのは中脘です。

その後は頭のときと同じように、へそまわりを中心にいろいろ探りながら自分にとってのベストなツボを見つけてください。

【その他効果】 健康増進、全身の気の流れ、冷え性、消化器全般の不調など

【併せてやりたいツボ】 天枢、関元、中極、大巨など

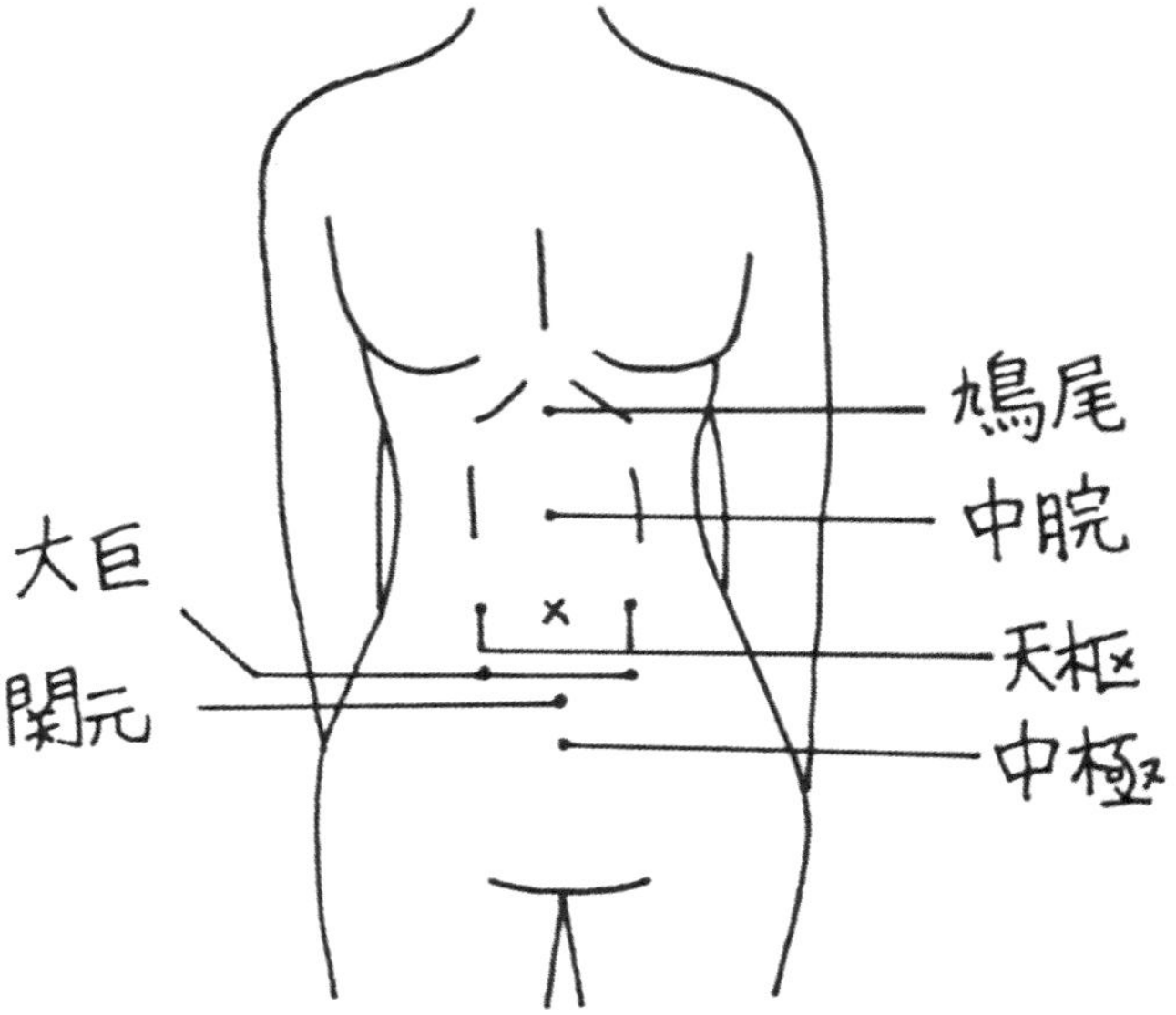
鳩尾
中脘
大巨
天枢
関元
中極

特効ツボ７──腰部（腎兪《じんゆ》）

直立したとき、肘が脇腹にあたる位置と同じ高さの背骨から、左右外側へ指幅２本ずれたところに腎兪はあります。

痛い腰を触るのは最後の最後です。腰は自分ではやりにくいというのもありますが、痛いところをやるのは対症療法にすぎません。

一番の理由は、腰自体をやることで、一時的によくなったとしても、余計に痛くなったり、悪化してしまったりする恐れがあるからです。腰をやるのはコース料理でいえばシメのデザートと思ってください。

【その他効果】疲労回復、代謝を上げる、むくみ、動悸、息切れなど

【併せてやりたいツボ】志室、大腸兪、上髎、次髎、胞肓など

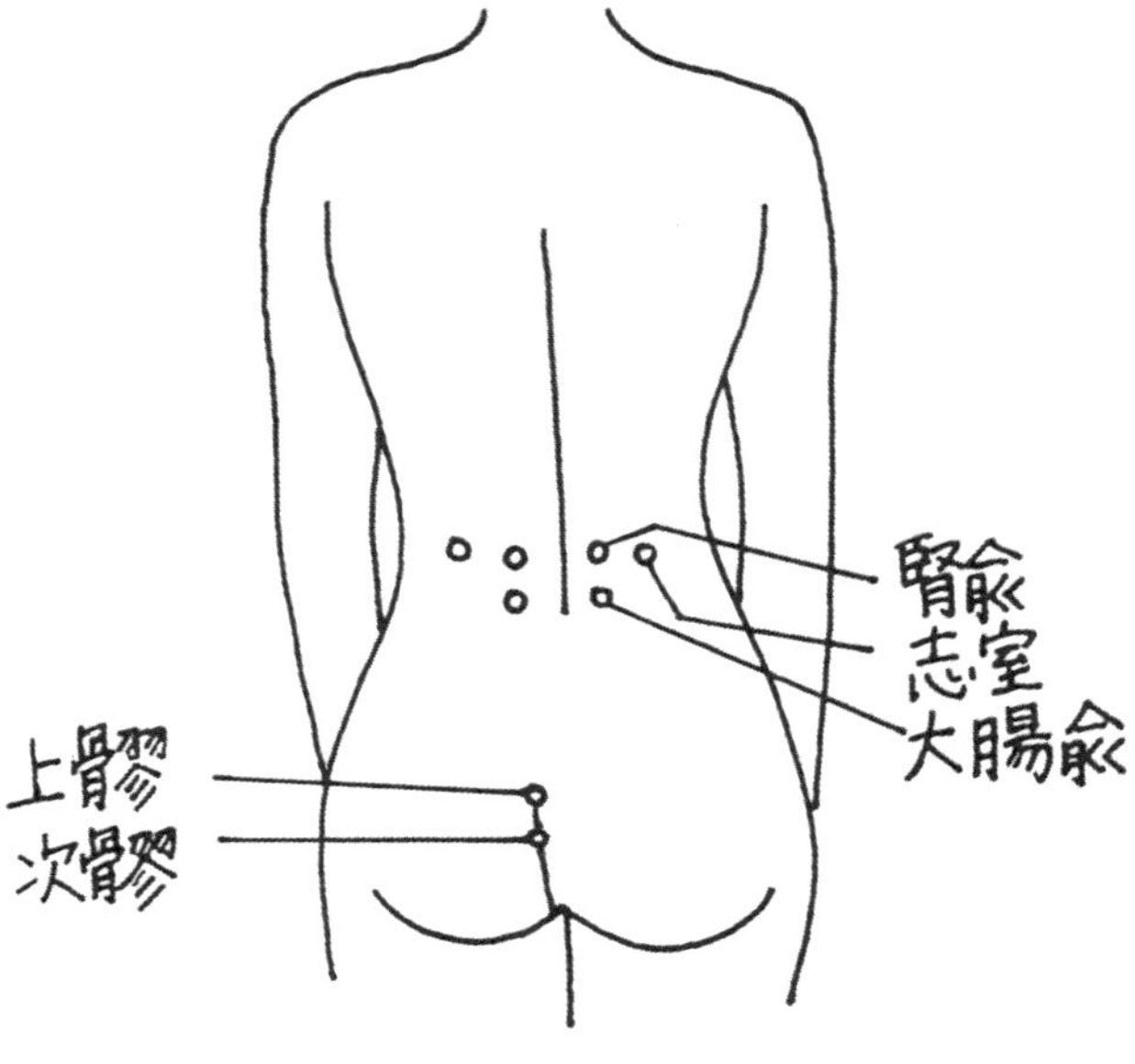

腎兪
志室
大腸兪
上髎
次髎

コラム⑤

「牽引」をおすすめしない理由

腰痛で整形外科に行くと「牽引」をすることがあります。

腰痛で整形外科に行き、レントゲンを撮っても、脊柱管狭窄症、腰椎椎間板ヘルニア、腰椎圧迫骨折、腰椎すべり症などがない場合、医師から「強いていえば腰椎の○番と○番が狭いかな」などと言われます。

すると医師は牽引をして様子を見るよう促します。

患者さんは、医師に言われるまま、牽引をして帰ります。

牽引をすれば詰まっている腰椎が伸び、その場は気持ちいいかもしれません。

想像してみてください。ゴムを引っ張り伸ばした後、手を離したらゴムはどうなるでしょうか。

そう、元に戻ります。

この原理と同じように、**体を牽引したところで、また元に戻ってしまう**のです。

元に戻るだけならまだいいのですが、反作用の法則により、さらに**腰椎は狭まってしまう危険**もあります。


私が20歳の頃、まだ鍼灸師の資格を取る前のことです。

ギックリ腰になり、整形外科に行くと、まさに今お話ししたように、医師から「特に骨に異常はないけど、強いていえば（腰椎の）４番と５番の間が狭いかなぁ。牽引して様子を見てください」と言われました。

確かに牽引をしているときは伸ばされて気持ちいいのですが、その場の気持ちよさだけで、ギックリ腰がよくなることはありませんでした。

その後、鍼灸師の資格を取り、来院した腰痛の患者さんに聞くと、やはり同じような経験をしている人が多くいたのです。

整形外科や医師を否定するわけではありませんが、骨に異常がなかった場合、筋肉や内臓を疑い、牽引ではなく別の治療法を選択すべきだと思います。

これはあくまで、私自身のギックリ腰の患者としての経験と治療家としての経験を元に考える私見ですが、同業の治療家の先生と話すと、多くの先生に賛同いただだいています。

エピローグ——腰痛が消えたら、人生が一変した！

腰痛とおさらばしたら、全身が健康になった！

腰痛があるということは、全身に疲労を抱えているということです。

もちろん、腰が痛ければ何をするのもしんどいですし、痛みを感じないレベルまでいったとしても、疲労を抱えていれば体は思うようには動きません。

自分では気がついていないことがほとんどですが、痛みが取れたとしても、実は関節の可動域が狭かったり、内臓の動きが悪かったり、呼吸が浅かったりしています。

人が意識できるのは5％からせいぜい10％だといわれており、感じていない疲労が水面下に眠っています。

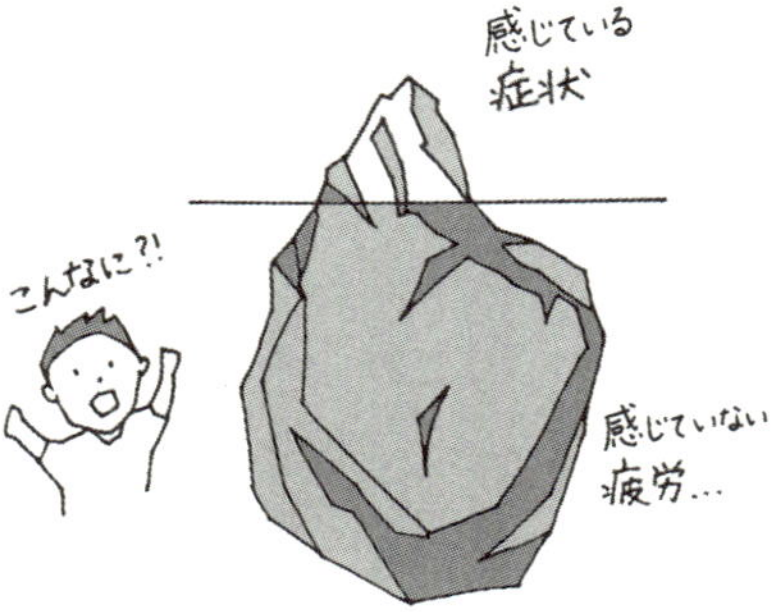

つまり、感じている腰痛の10倍から20倍の疲労を抱えて生活しているということです。

重《おも》りを背負ってトレーニングをしているようなものです。

想像してみてください。バッテリーの切れた電動自転車のペダルを漕ぐことを。相当重いと思います。そんな状態で日々の生活を送っている人がなんと多いことか。

腰痛の治療は今ある痛みを取り除き、まずは生活に支障がないレベルまで持っていくのが第一条件ではありますが、痛みがなくなればいいというわけではありませ

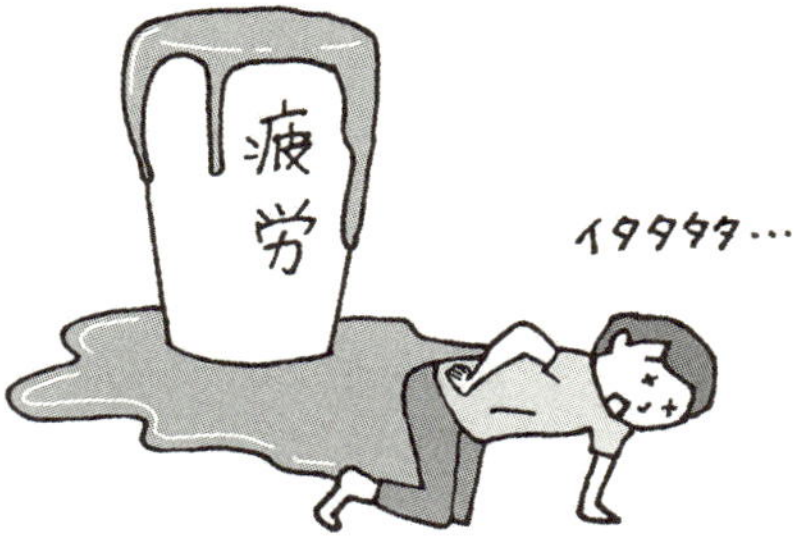

ん。

痛みがなくなった時点で治療が終わったと思っている人のほとんどは、再発します。

腰痛はコップに疲労という水をためて、いっぱいなってこぼれた水のようなものです。

痛みがなくなったということは、こぼれた水を拭いただけに過ぎず、痛みの原因となる水は、まだコップに残っています。

今までと同じ生活をしていれば、近い将来、また水はたまり、やがてこぼれてしまいます。

ですから、ただこぼれた水を拭くのでは

なく、コップの水も捨て、空にしてはじめて治療が完了したことになります。

それでも日々の生活習慣により水はたまるので、生活習慣を改め、水がたまらないようにすることが最終ゴールです。

STEP1　まずは痛みを取る（こぼれた水を拭く）
STEP2　感じていない疲労を改善する（コップの水を捨てる）
STEP3　疲労をためないよう生活習慣を見直す（コップに水がたまらないようにする）

このスリーステップができてはじめて、腰痛とおさらばできたということになります。

腰痛からおさらばできると、感じていない疲労までなくなるので、重りを下ろしたように体は軽くなり、呼吸が深くなって、内臓も正常に稼働して、血流もよくなる、神経伝達もよくなるなど真の意味で健康になります。

腰痛とおさらばしたら、「運動寿命」が延びる

私が子どもの頃、今から40年くらい前は男性の平均寿命が75歳、女性が80歳いくかいかないかくらいでした。

今では男性は81歳を超え、女性も87歳を超えています。

この数字はあくまで寿命なので、寝たきりであったり、寝たきりまでいかなくても、病気を抱えていたり、外出が困難であったりする方も含まれています。

人は誰しも、長生きするなら健康でいたいと願うものだと思います。

東洋医学では、生まれ持って両親から受け継いだものを「先天の精」、生まれてから自分でつくり出していくものを「後天の精」と呼びますが、寿命は確実に後天の精が影響します。

人は生まれながらにして寿命は決まっているという人もいますが、これは先天の精のことを指し、後天の精によりいくらでも変えられるということです。

多くの方は、痛みやつらい症状が起こったり、病気やケガをしてはじめて健康のありがたみを感じます。

腰痛になったときはつらいかもしれませんが、幸い命を奪うものではありません。

痛みやつらい症状は「これ以上は危ないよ」というサインです。つまり「健康寿命」を延ばすチャンスでもあります。

何歳であっても遅いということはありません。

これから先の人生を考えたら今日が一番若いのですから、明日の自分のため、10年、20年先のため、しっかり体と向き合い、腰痛とおさらばしましょう。

そうすることにより、単に健康になるだけでなく、健康寿命、さらには「運動寿命」も延びます。

運動寿命とは、スポーツをするということだけでなく、生活に支障がなく、体を動かせるということです。

昨今は老後のお金を心配する声も多く聞くようになりましたが、体が動けば働くことも可能になります。

陸上や水泳などのマスターズ（高齢者のクラス）で活躍している方の多くは、若い頃からスポーツをしていたわけではなく、60歳を過ぎてから始めた人ばかりです。

今からでも遅くはありません。何歳になっても動ける体を手に入れましょう。

腰痛とおさらばしたら、仕事や勉強がはかどる

腰痛とおさらばし、肉体が元気になり、運動ができるようになると、嬉しいことに脳も元気になります。

なぜなら、血流と神経伝達がよくなること、そして腸が正常に機能することで脳も活性化するからです。

当然ながら、脳が疲れていたら頭の回転も悪く、いいアイデアも浮かびません。

仕事がたまっているから、納期が迫っているから、テストが近いからといって疲れている状態で仕事や勉強をしても、なかなかはかどらなかったという経験はないでしょうか。

疲れているときや眠いときに無理矢理やろうとしても脳は機能せず、仕事も勉強もはかどらないし、いい仕事、いい勉強にはならず、むしろ時間の無

駄になってしまうことも多くあります。

いい仕事、いい勉強をしたければ、まずは体を整えることです。本当の意味で腰痛とおさらばできれば、おのずと仕事や勉強もはかどります。

腰痛とおさらばしたら、若々しく見られる

腰痛とおさらばし、肉体が元気になり、運動もでき、仕事もはかどる。ここまででも十分満足かもしれませんが、さらに嬉しいことは、若く美しくなれるということです。

疲れているだけで老けて見えます。

健康になれば髪のつや、顔の血色、肌つや、姿勢もよくなり、その人が醸し出す空気感も変わります。

そして、相手に与える影響力も強くなり、魅力的になります。

実際の年齢と見た目年齢、体年齢、脳年齢は必ずしも一致しません。

実際の年齢は1年に1歳年を取るわけですが、見た目年齢や体年齢、脳年齢は自分次第で早めることも遅らせることもできます。

せっかくですから、腰痛とおさらばし、見た目年齢や体年齢、脳年齢はいつまでも若々しく美しくいたいものです。

あとがき

最後までお読みいただきありがとうございました。

本文にも書いたように、私は20歳の頃、何回かギックリ腰になりました。治療業界に入り、体のことを知ることで、その後ギックリ腰を起こしたことはありません。

ただ、立ちっぱなしや座りっぱなしなど同じ姿勢が続くと、腰に違和感や軽い痛みを覚えることはあります。ですが、それも本書でご紹介したエクササイズで事なきを得ました。

ところが、このあとがきを書いているまさに今、腰が「ピキっ」とし、ギックリ腰の兆候が現れてしまいました。

ですが、慌てはしませんでした。なぜなら、ギックリ腰になりそうな原因がわかっているからです。

それは最近、トレーニングを始めたからです。

ここ10年、運動というものをほとんどしていなかった私が、急にトレーニングをすれば、腰に負担がかかってきているのは当然のことといえます。

普段から運動している方であれば、多少激しい運動をしても問題はありません。

しかし、運動をしていない人が急に運動をすれば、当然体の負担になり、体に痛みが起こってもなんら不思議はないのです。

もちろん、腰痛改善、腰痛予防、さらには健康長寿を考えれば運動習慣を身につけたほうがよいのですが、だからといって急に体を動かすことは危険です。

私はある程度の結果を見据え、実験的に行いました。

あなたは、くれぐれも急な運動は避け、体と相談しながら少しずつ行ってください。

ですから、まずは本書にあるように、毎日10秒だけでいいので、「腰痛を改善する7つのエクササイズ」の「エクササイズ1　エア縄跳び（軽ジャン運動）」をしてみてください。そして、慣れてきたら「エクササイズ2　背骨ゆらゆら体操」以降もお試しください。

久しぶりに運動を始める人も、毎日10秒なら習慣化できると思います。毎日のこのほんの少しの生活の変化が、将来、あなたの健康に大きな影響を与えます。

運動やストレッチはしたほうがいいと思っているでしょう。

しかし、なかなか時間が取れなかったり、やろうと思っても続かなかったりする人も多いと思います。

まずは少しでもやってみることが大事です。

自転車に乗るとき、最初のひと漕ぎが一番重い。一回漕ぎ始めてしまえば、あとはどんどん楽に漕げるようになります。もちろん、途中で上り坂があればつらくなるし、下り坂は漕がなくても楽ちんです。

運動やストレッチも自転車と同じです。

ですから、まずは10秒やってみる。

大切なのは心。意識すること。

思い出したときに、ここで紹介しているエクササイズをやるクセ（習慣）を身につけましょう。


あの野球界のスーパースターであるイチローさんも言っています。「小さいことを積み重ねることが、とんでもないところに行くただ一つの道なんです」と。

ですからいきなり何かをしようとするのではなく、今の生活にたった10秒だけ体を動かす習慣を加えてみてください。

そしてその10秒を継続してください。

最初は無理せずに、余裕ができたら回数を増やしたり、1回の時間を20秒、

30秒と増やしたりしてみてください。
ほんの少しのことを継続することで、体は大きく変わります。

治療家である私がなぜ本を書くのか。それはひとえに、皆さまの健康長寿のお手伝いがしたいからです。

治療院に来る方は肩こりや腰痛をはじめ、さまざまな痛みや症状に悩み、それを治しにやってきます。治療院というから当然といえば当然です。

痛みや症状というのは「これを超えると危険」というサインです。ですから、痛みや症状を感じる前からその原因は体に潜んでいます。

そして、その痛みの元凶は痛みが起こる前から倦怠感、睡眠の質の低下、集中力の低下、頭の回転が鈍るなど、生活のパフォーマンス力に影響を及ぼしています。

私たちは、毎日、気づかないうちに見えない重りを背負って生活しています。

どこかを痛め治療院に来た方には、この事実をお話ししていますが、治療院を利用する方は痛みを感じている人のほんの数%にすぎないと、私は思っています。

つまり、ほとんどの方が見えない重りを背負って生活していることに気づいていない可能性が高いのです。

痛みや症状が起こる前に見えない重りを下ろすことができれば、痛みや症状に悩むことなく、今よりもっと元気に、今よりもっと若々しく、今よりもっと美しく、よりよい人生を楽しむことができるようになります。

本書が、あなたの健康長寿とよりよい人生を送るためのお手伝いができれば幸いです。

鍼林浴　笠原章弘

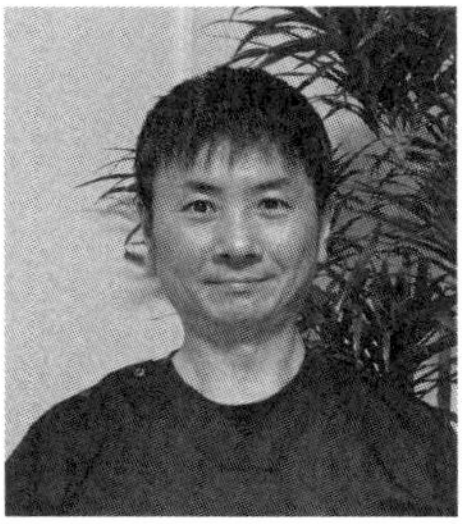

【著者プロフィール】

笠原 章弘（かさはら ふみひろ）

頭痛、肩こり、腰痛の駆け込み寺
鍼林浴《しんりんよく》院長。

鍼灸師、整体師。

品川区鍼灸師会会長。

1975 年生まれ、東京都出身。

物心がつく前から祖父や親戚のマッサージをし、子どもながらにどこが気持ちいいポイントかがわかる。小学生の頃は担任の先生、中高生の頃は先輩によくマッサージをしていた。高校生の時にケガをし、整形外科で治療やリハビリをするも治らず、鍼灸治療により治ったことで鍼灸の可能性を知る。

高校卒業後、スポーツトレーナーを目指す。当時のスポーツトレーナーの経歴を調べると鍼灸師であったこと、子どもの頃からマッサージが得意だったこと、鍼灸で自分自身が救われたことから鍼灸師の道へ。

いざ鍼灸をはじめとする治療の世界に入ると、スポーツ選手に限らず、一般の方も病院で症状が改善せず悩んでいる人が多いことを知る。

技術と知識を高め、経験を積み、2006 年に東京都品川区の東急目黒線武蔵小山駅近くに鍼林浴を独立開業。

治療歴 27 年、開業 18 年で小学生から 99 歳まで、のべ 20 万人以上の治療を行う。身体の悩みを持つ方で、西洋医学や病院に行っても治らなかったり、症状の原因がわからなかったりする方を鍼灸と整体で数多く救っている。

著書に『肩こりは１分で消える！』（自由国民社）などがある。

鍼林浴 HP　https://sinrinyoku.jp/

カバーデザイン　森裕昌（森デザイン室）
本文デザイン　森デザイン室
イラスト　中里陽子
企画編集協力　遠藤励起

背骨《せぼね》を１０秒動《びょうう》かせば腰痛《ようつう》はよくなる！
～腰痛《ようつう》に効《き》く７つのエクササイズと特効《とっこう》ツボ～

2025年2月23日　第1刷発行

著　者　笠原《かさはら》 章弘《ふみひろ》
発行者　林　定昭
発行所　アルソス株式会社
〒203-0013
東京都東久留米市新川町2-8-16
電話　042-420-5812（代表）
https://alsos.co.jp
印刷所　中央精版印刷株式会社

©Fumihiro Kasahara 2025, Printed in Japan
ISBN 978-4-910512-20-4 C2077

◆造本には十分注意しておりますが、万一、落丁・乱丁の場合は、送料当社負担でお取替えします。購入された書店名を明記の上、小社宛お送りください。但し、古書店で購入したものについてはお取替えできません。
◆本書のコピー、スキャン、デジタル化等の無断複製は、著作権法上での例外を除き、禁じられています。本書を代行業者等の第三者に依頼してスキャンしたりデジタル化することは、いかなる場合も著作権法違反となります。

アルソス　好評健康書

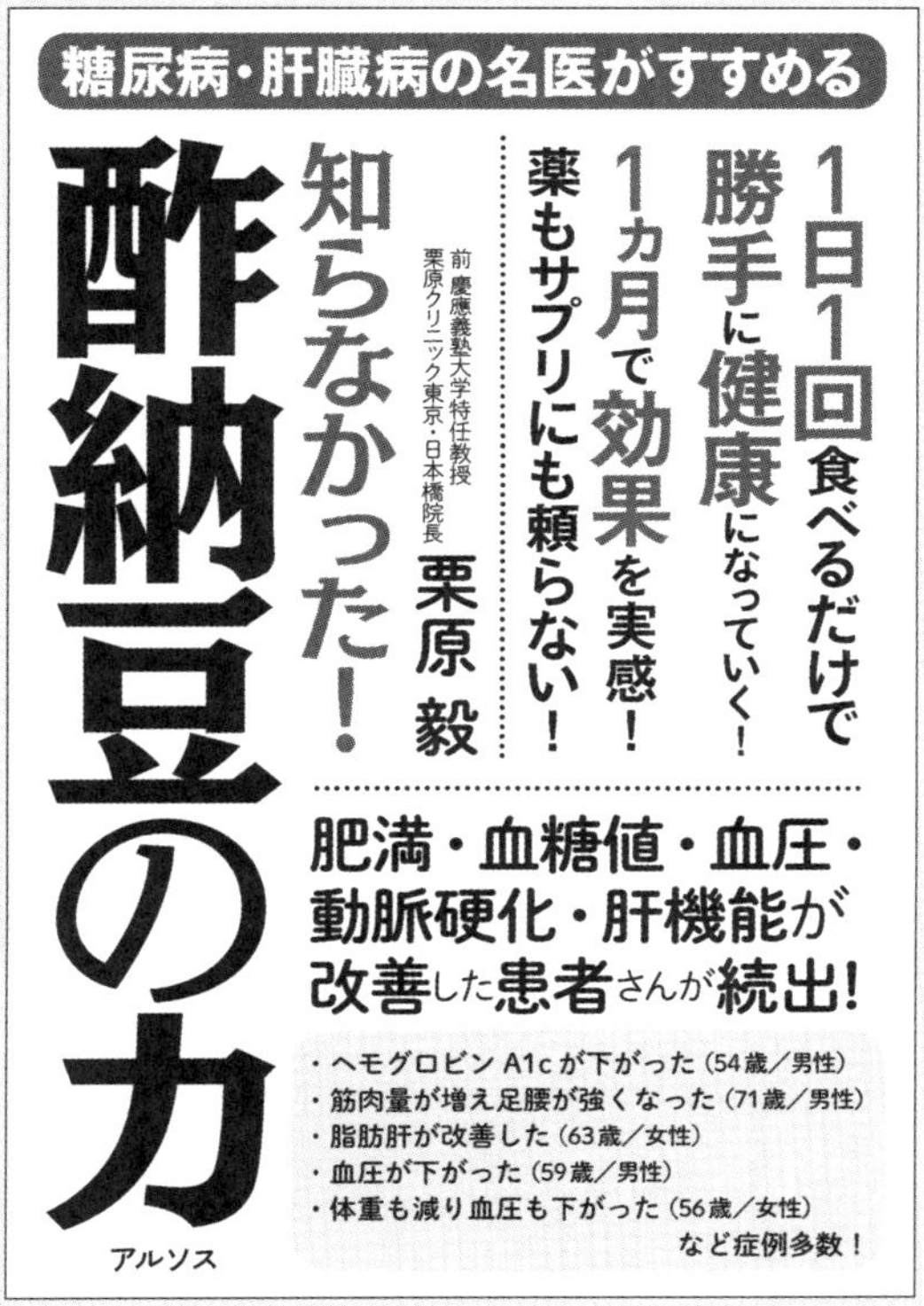

糖尿病・肝臓病の名医がすすめる
1日1回食べるだけで
勝手に健康になっていく!
1ヵ月で効果を実感!
薬もサプリにも頼らない!
前慶應義塾大学特任教授
栗原クリニック東京・日本橋院長
栗原 毅
知らなかった!
酢納豆の力
肥満・血糖値・血圧・
動脈硬化・肝機能が
改善した患者さんが続出!
・ヘモグロビンA1cが下がった（54歳／男性）
・筋肉量が増え足腰が強くなった（71歳／男性）
・脂肪肝が改善した（63歳／女性）
・血圧が下がった（59歳／男性）
・体重も減り血圧も下がった（56歳／女性）
など症例多数!
アルソス

酢と納豆をまぜ、１日１食食べるだけ。たったこれだけで、酢と納豆の効き目の相乗効果により、太り過ぎが解消、食後血糖値が下がり、糖尿病も改善し、血圧もコレステロールも下がる。さらに、大腸がん予防、腸内環境改善、認知症予防、骨粗鬆症予防など、多くの全身効果が期待できるのが「酢納豆」です。

知らなかった！酢納豆の力

著者：栗原 毅

四六判　並製　208ページ　定価：本体1500円＋税

ISBN 978-4-910512-18-1 C2077

アルソス　好評健康書

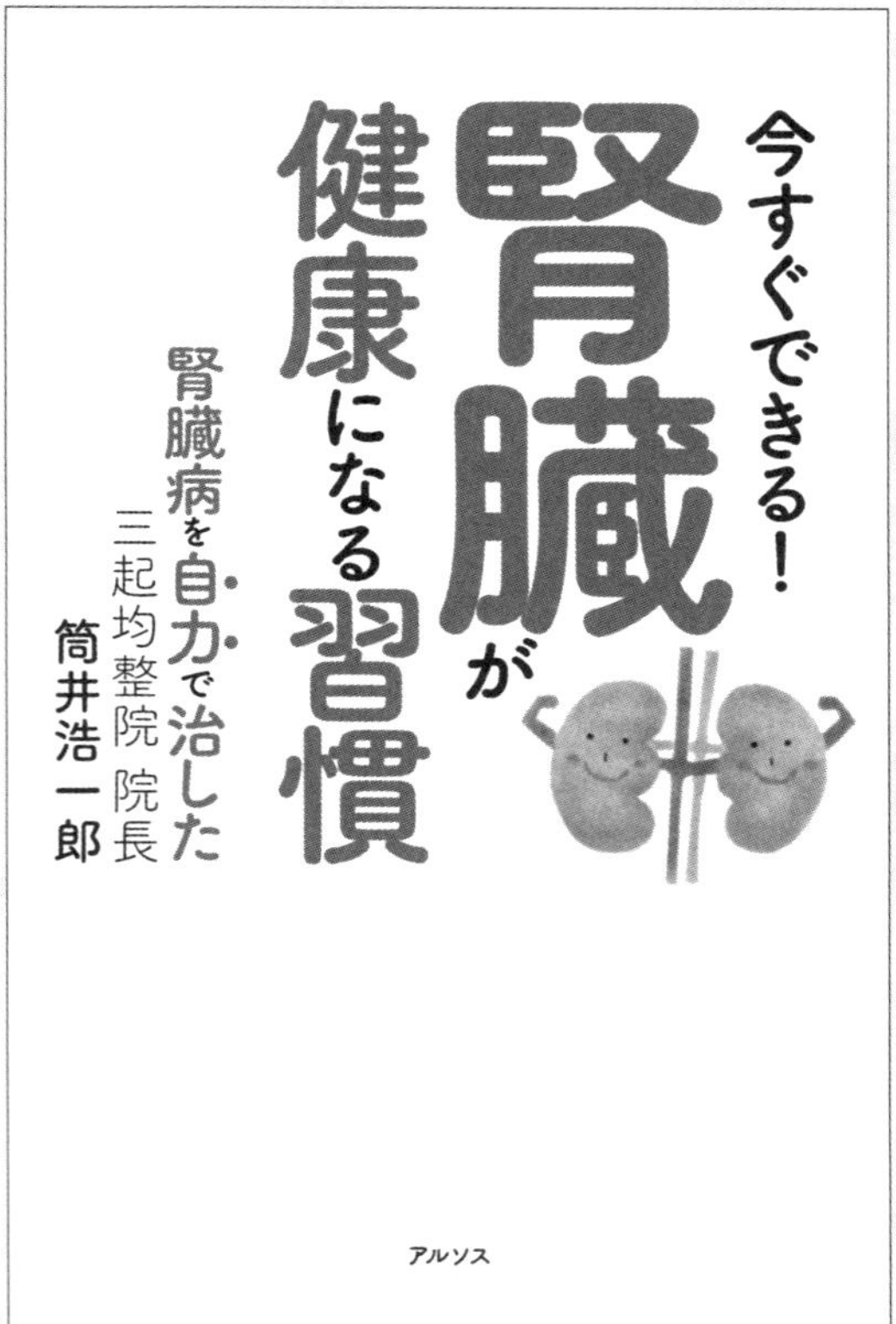

病院では治らないと宣言されていた腎臓病を自力で治した著者が、今すぐ簡単に始められる、弱った腎臓を健康にするセルフケア方法を紹介。
慢性腎炎・高血圧・糖尿病・認知症・がん・ヘバーデン結節などの生活習慣病や気になる症状の予防・改善にも活用できます。

『今すぐできる！ 腎臓が健康になる習慣』
著者：筒井浩一郎
四六判　並製　208ページ　定価：本体1450円＋税
ISBN 978-4-910512-19-8 C0030